もう痛くない
怖くない
見逃さない！

食道・胃・十二指腸の病気は
内視鏡でラクに治す！

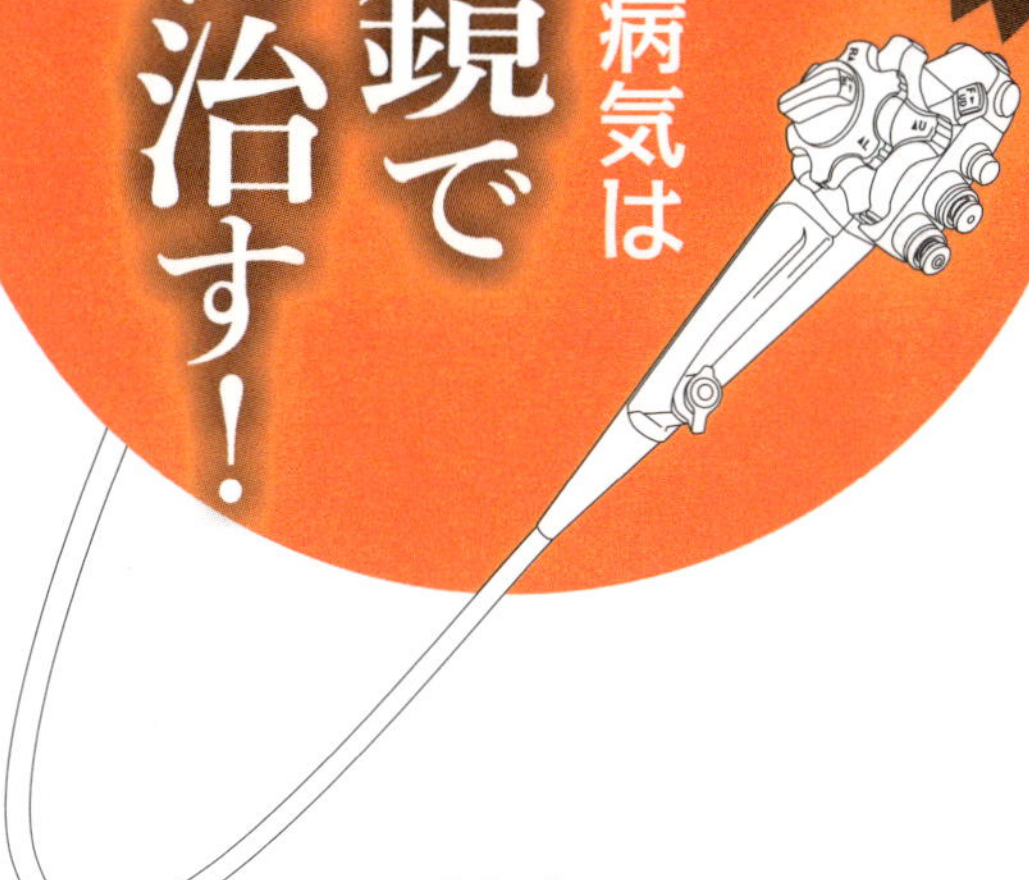

東京厚生年金病院内科部長
松本政雄著

二見書房

++ はじめに ++

◎内視鏡は苦手という方へ

内視鏡という言葉から、みなさんが連想するのはどんなことでしょうか。

患者さんに内視鏡検査を受けるようにすすめると、「え？　胃カメラですか？　つらいですよねぇ」「苦手なんです。オエッとなるから」と否定的な反応をされる人が、少なからずいらっしゃいます。

この本を手に取られた方のなかにも、かつて「胃カメラ」で苦しい思いをしたという人がいらっしゃるかもしれません。

しかし、近年の内視鏡診療の発達は、目覚ましいものがあります。発達というより「進化」といったほうがよいかもしれません。

私は、臨床現場で内視鏡を活用している医師の一人として、常日頃から、日進月歩の内視鏡診療の現状とすぐれたところを正しく知ってもらえたら、もっと多くの患者さんの病気を治すことができるのに、と考えてきました。

もちろん、患者さんには、そのつど、内視鏡検査がなぜ必要なのか、どういう利点があるのか、注意点も含めて説明しています。

いま現在、とくに診療の必要性を感じていない方、なんとなく胃や腸の不調があるけれど検査が怖くて先延ばしにしている方、一度は治療を受けたけれど、その後、診察を受けるのをやめてしまったというような方にこそ、内視鏡診療について知っていただきたいと思います。

なぜなら、内視鏡診療がもっとも得意とするのが病気の「早期発見・早期治療」です。自覚症状のない早期がんの発見などには、バリウムによるエックス線検査より、内視鏡検査のほうが精度が高いからです。

ところが、いろいろな病気の本を見わたしても、内視鏡の検査・治療に焦点を当てて書かれた本はほとんどありません。内視鏡診療について知るには、口コミか、実際に病院に行って医師の説明を受けるか、インターネットで病気ごとにサイトを検索するか、せいぜいそのような方法しかないのではないでしょうか。

そこで、内視鏡でできる検査や治療にはどんなものがあるのか、また、どうすれば内視鏡の検査・治療を苦痛や負担の少ない方法で受けていただけるのかなど、内視鏡診療について総合的な知識を持っていただくことを目的とした本が必要だと感じるようになったのです。

本書の対象範囲は、胃・食道・十二指腸の病気に関する内視鏡診療です。実際に病院を受診するときに知っていると役に立つ事柄を、わかりやすく解説したいと思います。

◎進化する内視鏡

胃のなかの写真が撮れる「胃カメラ」（柔らかい管《くだ》の先に超小型のカメラがついたもの）が登場したのは1950年ですが、胃のなかを観察できるというのは、当時としては画期的なことでした。

その後、光学技術、エレクトロニクス技術、材質開発から最新の情報システム技術にいたるまで、さまざまな分野の最先端技術を駆使、進化した内視鏡が開発されてきました。

いまでは、先端の太さがわずか5ミリメートルの極細内視鏡や、画質のよいハイビジョンタイプの内視鏡、細胞まで生きた状態で観察できる内視鏡や、病変がどの深さまで浸潤《しんじゅん》している（達している）かを調べられる超音波内視鏡も実用化されています。

同時に、挿入時の患者さんの負担をいかに軽くするかという点から、管の細さ、しなやかさが追求されてきただけでなく、口から挿入するより苦痛の少ないとされる、鼻から入れる内視鏡（経鼻内視鏡）が開発されましたし、麻酔薬や鎮痛薬を使い、挿入中の苦痛を軽減する処置も取られるようになっています。

内視鏡の対象領域も「食道」「十二指腸」「大腸」「気管支」「胆道」と広がり、内視鏡の挿入が困難だといわれてきた「小腸」を検査する小腸内視鏡も開発されています。

そして、最先端の技術によりもっとも大きく変わったのは、検査だけが目的だった内視鏡から治療もおこなえる道具に「進化」したことです。消化管粘膜の小さな変化、前がん状態と呼ばれる細胞でさえも見つけだすハイテク技術と、いくつもの機能のついた機器をマジックハンドのように確実に自由に操作し、的確に病変を切り取る医師の技術。そして、機器の安全管理や医療スタッフ全員のチームワーク。それらがすべて合わさって「進化」したのです。

◎内視鏡で見つけた早期がん

具体的に、内視鏡でどんなことができるのでしょうか。例をあげたほうがわかりやすいと思いますので、私の患者さんの例をいくつか交えて一部を紹介していきたいと思います。

70歳の女性Kさんは、人間ドックのバリウム検査で胃角（胃の下の曲がり角）に異常があるといわれて、内視鏡検査をしました。たしかに、ドックでいわれたところには胃炎が認められました。ところがそれとは別に、胃の体上部（胃の上のほう）に赤い部分があったので調べたところ、1センチメートルほどの早期胃がんが見つかりました。もちろん内視鏡で切除できました。

この方は、バリウム検査でチェックされ、内視鏡検査を受けたのですが、バリウム検査でいわれたところとは違う場所にがんが見つかりました。これは、バリウム検査で見当ちがいの見方をされたことから、〝やぶにらみ診断〟ともいわれるものですが、内視鏡検査を受けたことによってがんを見つけることができました。

71歳の男性Mさんは、糖尿病と高血圧で私の外来に通院していました。

昨年暮れに仕事先で急に胃が痛くなったため、近くの医院で内視鏡検査を受けたところ、幽門（胃の出口）に潰瘍《かいよう》ができていると診断されました。薬で症状はよくなったので、3か月後に当院で内視鏡検査を受けることになりました。その結果、胃の出口の潰瘍は治っていましたが、胃の体部（胃の中ほど）に小さな赤いへこみがあり、組織検査でがん細胞が見つかりました。

さっそく内視鏡的切除（ＥＳＤ）をおこないました。6ミリメートルの早期胃がんでした。がんとは別の部位に胃潰瘍（良性）ができていましたが、きちんと内視鏡検査を受けたため発見された早期胃がんです。

66歳の男性Yさんは、毎年人間ドックで胃のバリウム検査を受けていますが、異常があるといわれたことは一度もありませんでした。しかし、胃の不調が続き、不快感があったため内視鏡検査を受けに来院されました。胃は軽度の胃炎でしたが、食道の中ほどに粘膜の荒れた部分があり、組織検査で食道がんとわかりました。内視鏡で切除しましたが、1センチメートル大の早期食道がんでした。

内視鏡検査をするときは、通常、上部消化管内視鏡検査といって、食道・胃・十二指腸に発生した潰瘍、炎症、腫瘍、ポリープなどの異変を検査します。そのため、早期食道がんを発見できたのです。

早期食道がんは、症状はほとんどなく、ドックのバリウム検査でもまずわかりませんから、内視鏡検査を決心して受けたのが幸いしました。

+ +

63歳の男性Sさんは、4年前、人間ドックの経鼻内視鏡検査（鼻から内視鏡を挿入する検査）で異常を疑われ、精密検査で胃の幽門近くに早期がんが見つかりました。内視鏡を使った切除手術（ESD）をおこない2センチメートル大の早期胃がんを切除できました。

胃の粘膜はヘリコバクター・ピロリ菌により荒れていたので（萎縮性胃炎）、除菌療法でピロリ菌を退治しました。ピロリ菌に感染すると必ず胃がんになるわけではありませんが、ピロリ菌感染による萎縮性胃炎は、病理学では前がん症状（がん化する前の状態）とみられているため、除菌が重要なのです。

1年後、胃の粘膜がきれいになったところで内視鏡検査をして、胃体部にもう一つがんを見つけました。これも1・5センチメートル大の早期胃がんで内視鏡で切除しました。

このようにピロリ菌の治療をすると、正常の胃の粘膜の炎症が治まりきれいになって、がんの部分が逆によく見えるようになることが多いのです。

いくつかの治療例を紹介しましたが、これらはけっしてめずらしいことではありません。バリウム検査では見つけられない早期の胃がん、食道がんの多くを内視鏡なら見つけることができます。そして、潰瘍や胃炎などを治療した後に定期的に内視鏡検査を受けるようにすれば、さらに早期がんを見つける可能性も高くなります。

実をいうと、がんのなかには早期発見が死亡率の低下につながるがんとそうでないがんがあります。それは、さまざまな疫学調査などの結果から導かれたものなのですが、胃がん、食道がんは、ともに早期発見が有効ながんです。とくに、早期胃がんでは5年生存率が90パーセントを超えるので、治るがんといえます。身体の内部を直接見て、病変を見つけられる内視鏡検査が重要な役割を果たすのです。

がん以外の他の病気についても、内視鏡診療が活用できる分野は技術の進歩にともなって広がっています。それらについても、4章で詳しく説明します。

◎これからの医療にとって内視鏡の意味は?

では、これからの医療全般にとって、内視鏡診療はどのような意味を持つでしょうか。希望も含めて考えていきたいと思います。

①がん死亡者を減らす

日本では1981年にがんが死亡原因の第1位になり、いまでは、日本人の3分の1はがんで命を落としています。一生のうちにがんにかかる人は男性では2人に1人、女性は3人に1人です。

がんの種類別では、胃がんによる死亡率は1960年代から男女とも徐々に下がっています。これについては米国で大腸がんによる死亡率が下がった理由と同じく、内視鏡の普及によるものだという見方をする人もいます。

一方、男性の食道がんの罹患率《りかん》がじわじわと上がっています。一般に食道がんは見つけにくく、早い時期からリンパ節に転移しやすいことから、治療が難しいがんのひとつです。最近、著名な歌舞伎役者やミュージシャンなどがこの病気にかかり、亡くなったり闘病を続けたりしています。平均罹患年齢65歳と、まだまだ働き盛りの年代が病気になることも多く、とくに飲酒や喫煙習慣のある男性は注意しなければならないがんです。

逆にいえば、的確に早期に内視鏡診療をおこなうことにより、消化管のがんによる死亡者を減らすことができます。

もちろん、内視鏡だけが検査に有効というわけではありませんが、がんの検査では次の6つの目的に応じて、機器を使い分けるべきであるといわれています。

(1) 疑わしい病変を拾い上げる
(2) 腫瘍の有無を確認する

(3) 腫瘍が良性か悪性かを確認する
(4) 進行具合を調べて治療方針を決める
(5) 治療効果を評価する
(6) 再発のチェックをする

現在の内視鏡なら、この6つのほとんどは可能で、とくに(1)~(3)は得意分野といえますので、活用しない手はないと思います。

②患者さんの負担を軽減する

最近の医療について語られるとき、キーワードの一つとしてよく話題になるのが「低侵襲性《ていしんしゅうせい》」という言葉です。

これだけでは何のことかさっぱりわからないでしょうが、要は患者さんの身体への負担が軽いという意味です。現在はいかに患者さんの身体への負担を軽くするかというところに焦点を当てて、治療法の開発・研究がおこなわれています。その点で、内視鏡による検査・治療は非常に適しているといえるでしょう。

おなかを切って組織を採取したり、臓器を切除するわけではありませんから、手術も短時間です。当然、入院も従来の開腹手術なら2、3週間だったものが4~5日、手術によっては日帰りも可能なほど短縮できます。手術後の身体の管理はしっかりおこなう必要がありますが、治療後の回復は開腹手術やおなかに管を刺す腹腔鏡手術と比べても、断然に早いといえます。

内視鏡手術の「低侵襲性」という性格は、これからの超高齢化社会にも合致していると考えられます。これまでなら身体への負担を考えると、とてもできないと判断され、あきらめざるを得なかった高齢者への治療・手術も、内視鏡なら可能になるからです。

③医療費や社会的費用の削減

がんをはじめとする病気の早期発見・早期治療ができた場合と、早期発見できずに治療を受けた場合を比較すれば、経済的にも大きな差が出ます。患者さん個人にとって治療費、入院費を大幅に抑えることができるだけでなく、社会的な費用から見ても、健康保険の医療費、高額医療費の補助金、休業者・失業者への保険など、行政の負担も軽減することができます。

ほかの可能性としてどんなことが出てくるのか、それは医療者から見ても未知の領域です。

しかし、一ついえることは、これからも内視鏡はさまざまな先端技術の集合体として発展していくであろうということです。

そんななかで、「内視鏡は怖い」「痛いからいやだ」という理由で、病気を早期治療するチャンスを自ら遠ざけるようなことがないよう、患者さんによく理解していただきたいと思います。

もちろん、内視鏡は万能ではありません。できることとできないことがあります。本書を通じて、それらについて基礎知識を持ったうえで、みなさんが上手に内視鏡診療を受けていただければ幸いです。

二〇一三年十月

松本政雄

目次
INDEX

胃・十二指腸の病気

PART 2 内視鏡とはどういうものか

PART 3 内視鏡検査を受ける前にこれだけは知っておこう

PART 4

世界の最先端をいく内視鏡治療

PART 5 病気にならない生活習慣

PART 6 内視鏡についての素朴な疑問

PART 1

内視鏡で見つかる食道・胃・十二指腸の病気

正常な食道・胃・十二指腸の役割

消化管は一本のホース？

消化管は、口↓のど↓食道↓胃↓十二指腸↓小腸↓大腸↓肛門と一本のトンネルのようにつながっています。このトンネルを一本の長いホースにたとえる人もいます。

のどから胃まではまっすぐなホースのような食道で、その先のホースの一部が太く広がっているのが胃袋です。十二指腸はホースが背中のほうに曲がっていき、小腸につながります。小腸は折りたたまれお腹に収まっている感じです。ところどころに逆流防止の弁状のものがあります。

消化管には栄養素を分子のレベルまで分解し、吸収するために消化液を分泌する消化腺があり、いろいろな消化液が分泌されます。口から食べたものが消化・吸収され、その残りが肛門から排泄《はいせつ》されるまでには、8～9時間かかります。

消化管のうち、食道、胃、十二指腸を上部消化管と呼んでいます。上部消化管の内視鏡で観察・処置するのは、十二指腸の一部までです。

内視鏡でどんな病気が見つかるかを説明する前に、これらの器官の正常な働きを説明しておきたいと思います。

食道の働き

食道は長さ約25センチメートルの筒状の筋

食道・胃・十二指腸の人体図

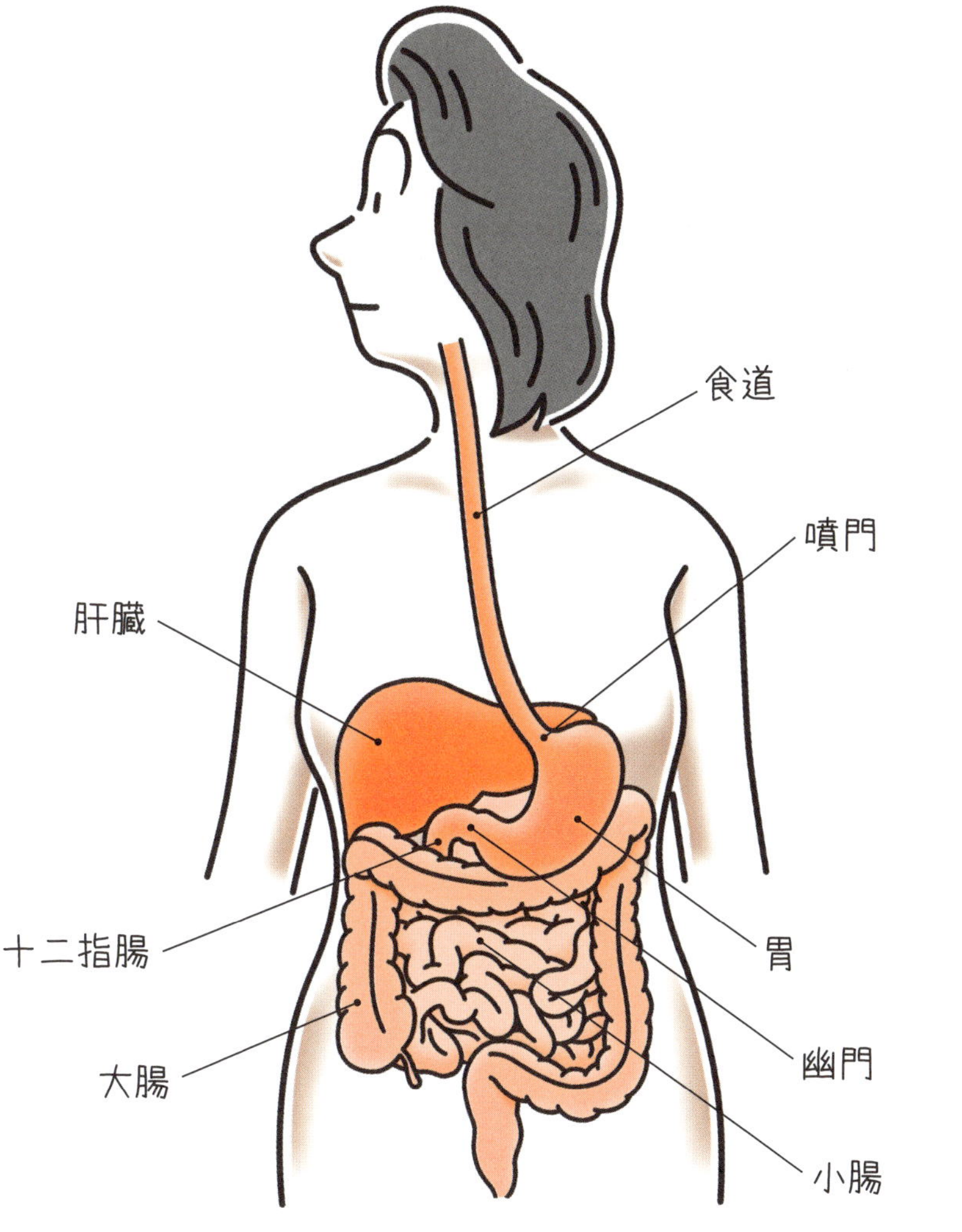

※実際は肝臓のうしろに食道があります

肉でできている臓器です。食べたものをのどから胃に送る通り道で、液体ならわずか1秒、固形物は5〜10秒で胃に送ります。

筒の断面は2センチメートルほどで空気や食事などが入ってないとぺちゃんこです。食べ物を噛み、唾液と混ぜ合わせて飲み込むと、ふだんはのどとつながっている気管が閉じられ、食道の入り口が開いて食べ物が食道に入ります。

食道は筋肉を収縮させて食物を胃へ送り込みます。この収縮運動を蠕動《ぜんどう》運動といいます。筋肉が順番に動いて、内容物を少しずつ移動させます。食道の内面は「扁平上皮《へんぺいじょうひ》」という粘膜でおおわれています。扁平上皮は皮膚の粘膜に近く、平たいタイルのような細胞でできていて、消化や吸収にはあまり関与しません。

胃と食道の境には食道括約筋があり、胃の内容物が食道に逆流しないようにできています。括約筋というのは、ドーナツ状の筋肉で、収縮するとわっかが縮み、扉が閉まる感じです。食事が通過するときに蠕動運動とともに括約筋がゆるんで、食事が胃に入ります。

胃の働き

胃は袋状の臓器で入り口を噴門《ふんもん》、出口を幽《ゆう》門《もん》といいます。袋の容積は0・5リットルほどですが、食べ物が入ると3倍の1・5リットルぐらいまでに広がります。通常2〜3時間かけて、食べたものをドロドロにします。

胃は大まかに胃底部、胃体部、幽門部と3つの部位に分けられますが、見た目で明確な境があるわけではありません。

内面は「円柱上皮《えんちゅうじょうひ》」という粘膜でおおわれています。胃の粘膜は胃液を出して、消化を助けます。また粘液を出して、胃壁を保護しています。

胃に食物が入ってくると、噴門から幽門にむかって蠕動運動が起こりますが、出口の幽門は閉じていますので、食べたものは胃のなかでミキサーにかけられるように攪拌《かくはん》されます。

粘膜から胃液が分泌され、胃液中のペプシンという酵素によりたんぱく質が分解されます。こうしてどろどろになると幽門が開いて、ゆっくり十二指腸に移動します。

炭水化物系は比較的早く移動しますが、タンパク質系はもっと時間がかかり、脂肪性のものはさらにゆっくりと移動します。胃液には胃酸（塩酸）も分泌されますので、食事とともに入ってきた細菌などの有害なものを殺菌します。胃酸で胃の内壁が溶かされないのは、胃壁の細胞のなかの副細胞から出る粘液（ムチン）が胃壁を保護してくれるからです。

十二指腸の働き

幽門に続く十二指腸は、小腸の始まりで約30センチメートルあります。にぎりこぶしを3つつないだくらいの長さ、だいたい指12本分の長さということから、十二指腸の名前がついたといわれています。

十二指腸の内側は粘膜でおおわれ、表面には蛇腹《じゃばら》ホースのようなひだと、細かい突起でできた絨毛《じゅうもう》があります。

十二指腸に入って5〜6センチメートルのところに、胆のうから出てきた胆汁、膵管《すいかん》から出てきた膵液の消化酵素が出る口、乳頭があります。十二指腸からも、粘液と消化管ホルモンが分泌されており、これらが混ざり合って炭水化物、脂肪、たんぱく質の消化が進みます。

このあと、内容物は空腸に進みますが、内視鏡検査では通常、十二指腸の乳頭のあたりまでを観察します。

食道の病気

食道がん

食道にできる悪性腫瘍です。他のがんと比較しても、食道がんは死亡率が高いといえるでしょう。そのため早期発見し、治療を開始することが何より重要です。進行してから見つけるよりも、早めに対処することが生存率を向上させるための鉄則です。

なぜ食道がんは死亡率が高いかというと、大きく3つの理由があります。

1つは、食道がんができるのは食道の内側の粘膜ですが、この粘膜は扁平《へんぺい》状で薄く、がんが大きくなると、わりと早くに粘膜の外側（奥）の粘膜下層へ、さらに外（奥）の筋層に拡がり、もっと大きくなると食道の外に出て、周囲にある気管や肺などにがん細胞が拡がっていくためです。

2つめは、周囲にはリンパ網が張りめぐらされているため、リンパ腺やリンパ腺を通じて遠くの臓器に転移しやすいという特徴があります。

3つめは初期には自覚症状がないということです。粘膜に傷がつくと、食べ物を飲み込んだときチクチクしたり、熱いものがしみたりする程度なので、慣れてしまい知らない間にがんが進行してしまいます。そのためたいていは放置されてしまうことになりますが、がんがさらに大きくなってから初めて、のどがつかえる、声がかすれるという自覚症状が出てきます。この段階で見つかった場合には、

食道がんにおける早期がんと進行がんの違い

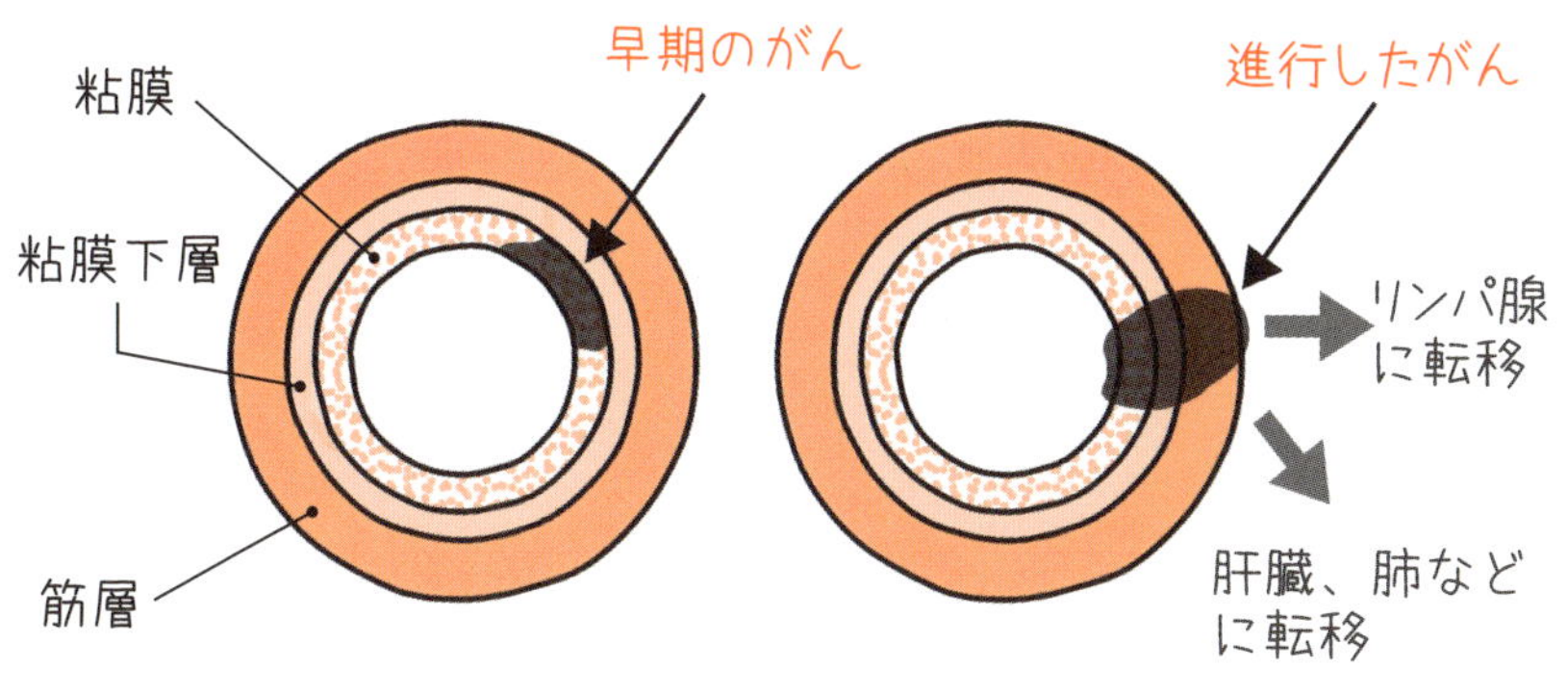

ほとんどが3期〜4期に進行しています。

日本で新たにこのがんになる人は男性、それも平均年齢は65歳で、70歳以上の人が3割を占め、基本的に高齢の人に多いがんです。がん全体の数としては男性が4％、女性は1％と、がんのなかでは少数派です。

年齢で見ると、40歳代後半以降になると増加し、男性は女性のおよそ5倍多く発症するので、男性はとくに注意が必要です。

食道がんの原因としては、飲酒と喫煙が関係していますので、両方に当てはまる人はリスクが高いことを意識してください。また、熱いものをそのまま飲み込むことも、がんになる可能性が高まると考えられています。したがって、禁煙やアルコールを適量に控えることも、予防になります。

初期のうちは目立った兆候がほとんどない食道がんも、内視鏡による検診なら、早期がんで発見できる可能性が高くなります。

内視鏡検査をおこなうことによって、病変

を見つけだし、組織を採取することで診断が確定します。治療は手術療法が基本ですが、ごく早期の食道がんは内視鏡で切除し、治すことができます。

バリウムでは見つけられない早期の食道がんを発見するために、ヨード（ルゴール液）を食道内にまくことで、がんの部分を際立たせることができます。ただし、ヨードはうがい液を想像すればわかると思いますが、やや刺激が強く不快感があります。

また、最近では内視鏡で特殊な光（狭帯域《きょうたいいき》光《こう》観察など）をあててがんの部分を見つけだし、その部分を拡大し、異常な血管（がんの血管）を見つけることで小さなうちにがんを治療する努力が続けられています。

胃食道逆流症（逆流性食道炎）

胃酸などの胃の内容物が食道内に逆流して、胸やけや酸っぱい感じをおこす状態を、胃食道逆流症（GERD：Gastro-Esophageal Reflux Disease）といいます。胆汁など十二指腸の内容が逆流することもあり、この場合は苦みを強く感じます。

胃と食道は食道括約筋で区切られていますが、この括約筋の収縮力や張力が何らかの原因でゆるみ、食後すぐに横たわったときなどに胃酸の逆流が起こりやすくなります。原因はほとんどが胃酸過多で、食べすぎやメタボリック・シンドローム（内臓脂肪型肥満。以下メタボ）と密接な関連があります。もう一つの原因としては加齢が考えられ、年をとると括約筋にゆるみが出てきます。ストレスも原因と考えられています。

内視鏡検査で、食道粘膜にびらんや潰瘍などの異常な病変が見られるものを逆流性食道炎、病変がないけれども逆流症状があるものを非びらん性胃食道逆流症といいます。このような変化はバリウム検査ではわかりませんので、内視鏡検査が必須です。

予防のために、また症状を軽くするためにはガードルなどで腹部を締めつけない、食後にすぐ横にならない、就寝前の食事はさける、寝るときは枕を高くする、メタボの改善、禁煙、節酒等の生活習慣の改善をおこないましょう。

　生活習慣を見直し、改善しても症状が続く場合は、胃酸分泌を減少させる薬を使います。治っても、薬をやめると再発する可能性は非常に高いので、継続した薬の服用が大切です。

　また一部の降圧剤などで症状が悪化することがありますので、飲んでいる薬を病院でチェックしてもらいましょう。

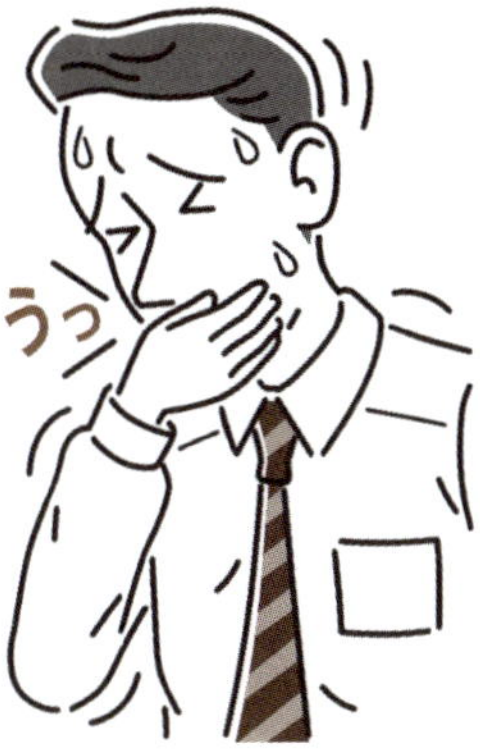

内視鏡での胃食道逆流症発見率

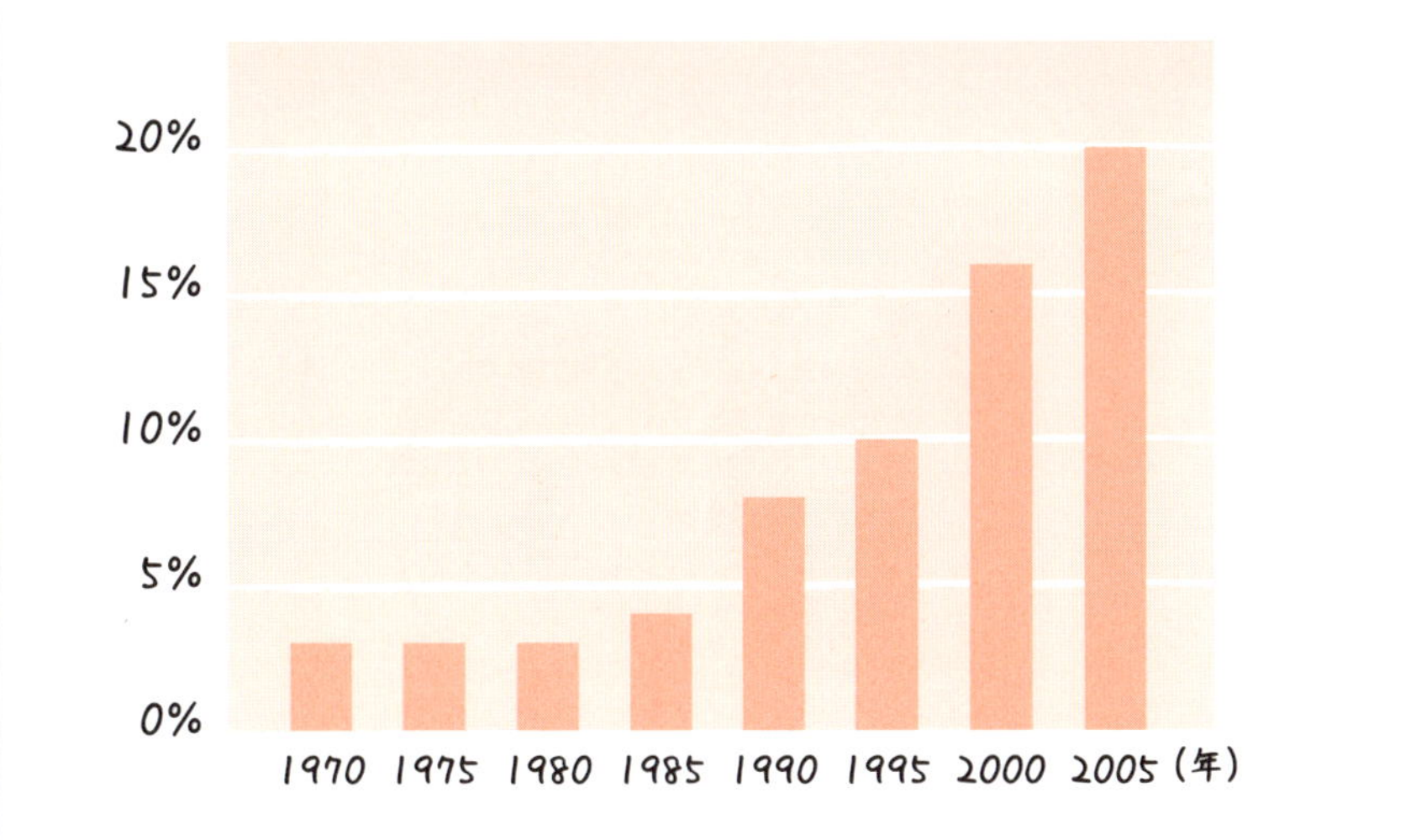

胃食道逆流症の発見率は年々高くなっている（東京厚生年金病院のデータをもとに作成）

食道裂孔ヘルニア

高齢の女性に多く、とくに骨粗鬆症《こつそしょう》で背骨が曲がっているとなりやすい病気です。

正常な状態の食道は、横隔膜を通過して胃の上部（噴門）に続きます。ところが、噴門の部分の横隔膜がゆるんでいて、胃の一部が上のほう（胸のほう）に出ている状態になることがありますが、これが食道裂孔《れっこう》ヘルニアです。

食道裂孔ヘルニアになると、食道に胃酸などが逆流しやすく、胃食道逆流症となり、胸焼けや前胸部痛などがおきます。また、上にあがった胃のでっぱり具合で、胃が張る感じや、ものがのみ込みにくくなる、しゃっくり、動悸《どうき》、息がしにくくなるなどの症状がでます。

バリウム検査をすることで胃がどのくらい胸のほうに出ているかがわかります。

内視鏡検査をすれば、胃の粘膜が食道のほうへ出ているのがわかるだけでなく、それによる障害（食道炎）の程度がわかります。

食道炎による症状がある場合には逆流性食道炎のときと同様の治療が必要です。症状がひどく、内科的治療でよくならなければ、手術をすることがあります。

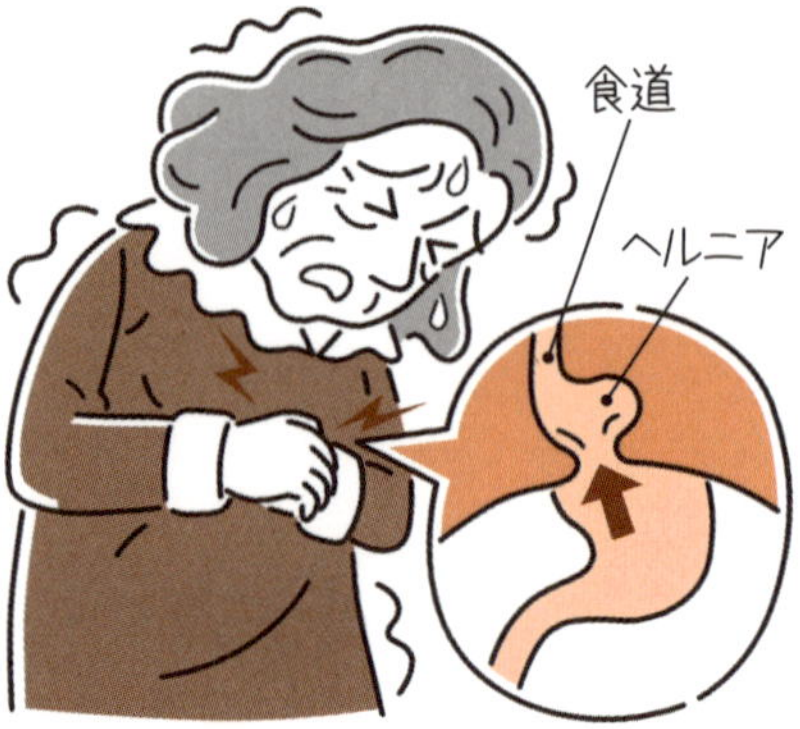

胃液が食道に逆流し、
胸焼けや前胸部痛になる

バレット食道

食道の粘膜は扁平上皮《へんぺいじょうひ》という粘膜でおおわれていて、胃や腸は円柱上皮《えんちゅうじょうひ》という少し違う種類の粘膜でおおわれています。

バレット食道とは、食道の胃に近い部分の粘膜が、胃から連続して胃と同じような円柱上皮に変わっている状態をいいます。

欧米では食道がんの要因として注目されています。日本ではまだ少ないですが、食生活の欧米化にともない、今後増加することが予想されます。

原因については明らかではありませんが、胃食道逆流症が関係するといわれています。胃酸の逆流により食道粘膜が炎症を繰り返し、細胞が変性するのではないかと考えられています。胃食道逆流症の症状がみられることもありますが、特有の症状はありません。

食道がんの早期発見のため、定期的な内視鏡での観察が必要です。

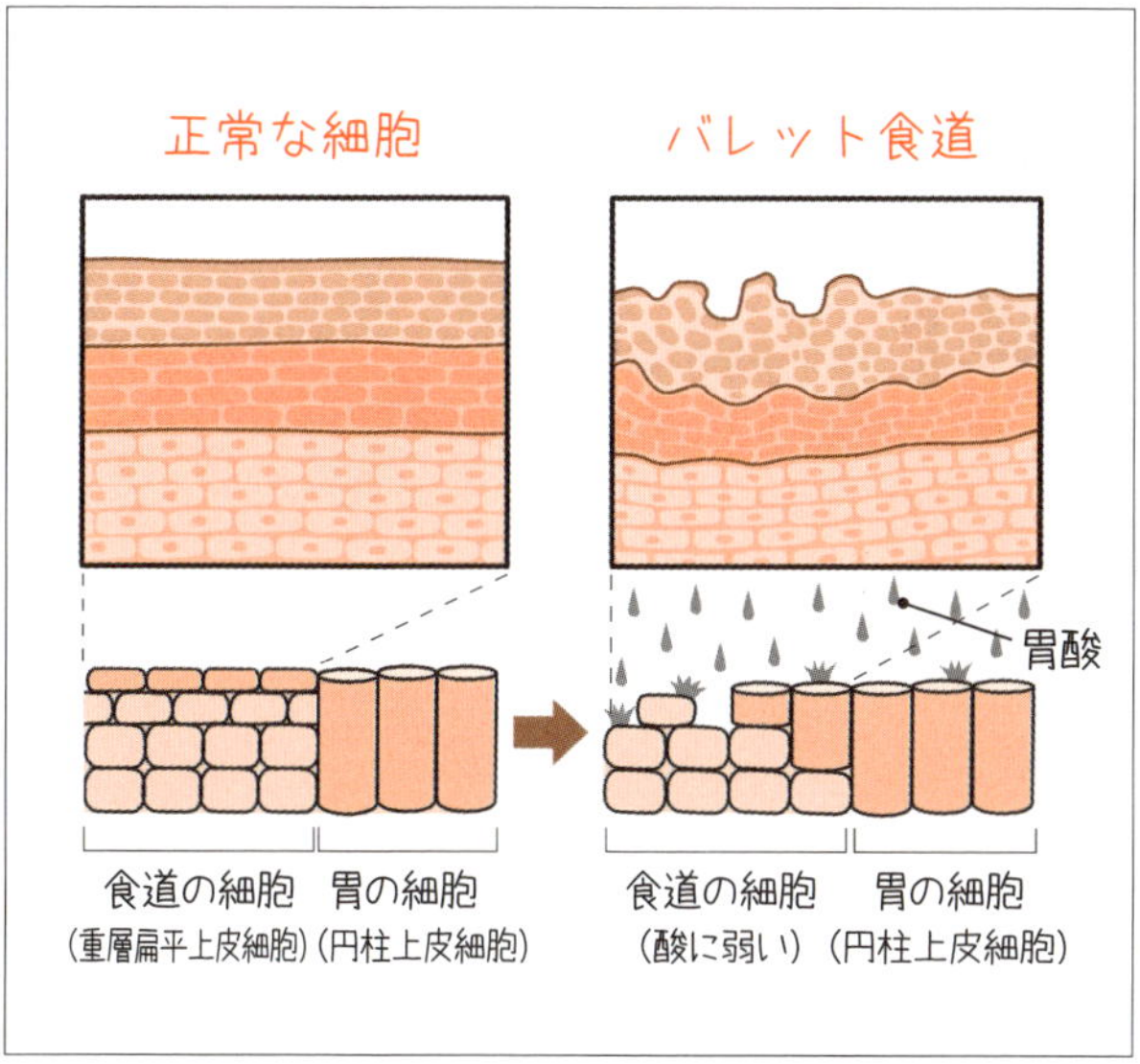

食道・胃静脈瘤

食道粘膜の下にある静脈に圧力が加わり、血液がとどこおり、血管が瘤《こぶ》のように膨らむ病気です。食道自体が悪いのではなく、おおもとは肝臓などが悪く（肝硬変など）、消化管から肝臓に血液を運ぶ門脈の高血圧である門脈圧亢進《こうしん》症という状態になっているからです。静脈瘤自体は無症状ですが、破れたりするとかなり出血します。これを「食道静脈瘤破裂」といい、血を吐いたり（吐血）、黒い便が出たり（下血）します。

もともと肝硬変などで肝臓などがかなり悪いために、いったん出血すると命にかかわることがあります。

食道静脈瘤のでき方

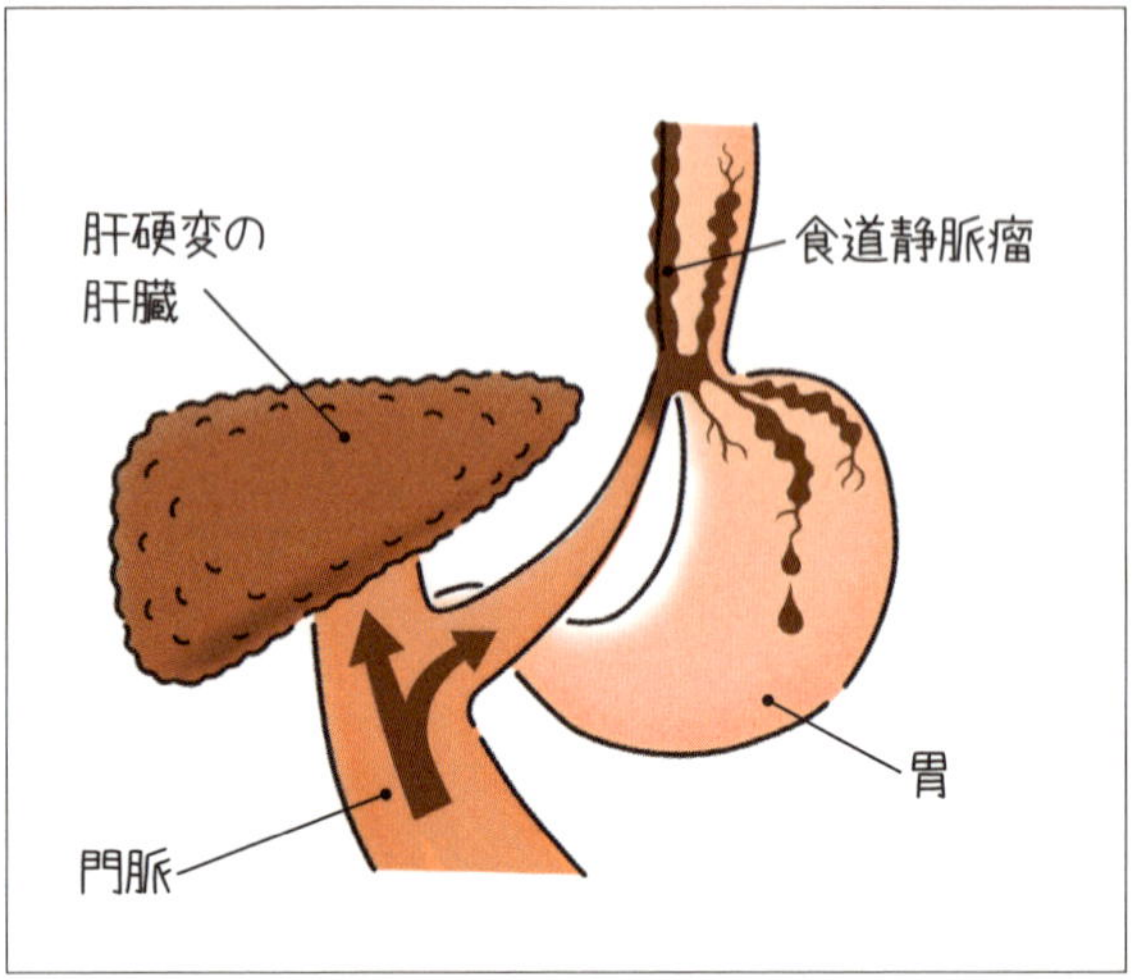

そのため、肝臓が悪い人は、内視鏡検査で静脈瘤があるかどうか定期的にチェックする必要があります。内視鏡検査で太さや形、色（色調）や赤みなどを観察することによって出血しやすいかどうか（破裂しやすいかどうか）をある程度予測できます。

治療が必要なら、肝臓などの治療と並行して、内視鏡を使って食道静脈瘤の治療をおこないます。

内視鏡による治療としては、内視鏡的食道静脈瘤硬化療法（ＥＩＳ）と内視鏡的静脈瘤結紮術《けっさつ》（ＥＶＬ）があります。

内視鏡で食道静脈瘤からの出血を止めたり、静脈瘤を消失させたりできます。血管が太く、血流が多くて内視鏡による治療が難しい場合には、血管造影の検査をしながら治療をする場合もあります。また開腹手術（食道離断術、Hassab手術、血行郭清《かくせい》、脾臓摘出術、バイパス術）をおこなうこともありますが、最近では非常に少なくなっています。

内視鏡検査で出血しやすいと判断したときは出血していなくても内視鏡で治療することもあり、これを待機的治療といいます。もちろん、出血して吐血、下血した場合は、緊急で内視鏡検査をおこない、同時に治療をします。

マロリーワイス症候群

激しい嘔吐《おうと》を繰り返すうちに、食道と胃の接合部が裂けて、そこから出血する病気です。血を吐いたり（吐血）、黒い便が出たり（下血）します。

マロリーとワイスという二人の医師がこの病態を発見し、報告したためこの名前がつきました。嘔吐したときに、胃から狭い食道にかけて急激に強い圧力がかかることが原因です。

おもに、お酒を飲みすぎて、ゲエゲエ吐き、それに血が混じり、びっくりして来院することが多いようです。妊娠悪阻《おそ》（つわりの症状のひどい状態）、薬剤、食中毒による嘔吐でも起こります。

● マロリーワイス症候群

嘔吐を繰り返し、食道と胃の接合部が裂けて、そこから出血し吐血する

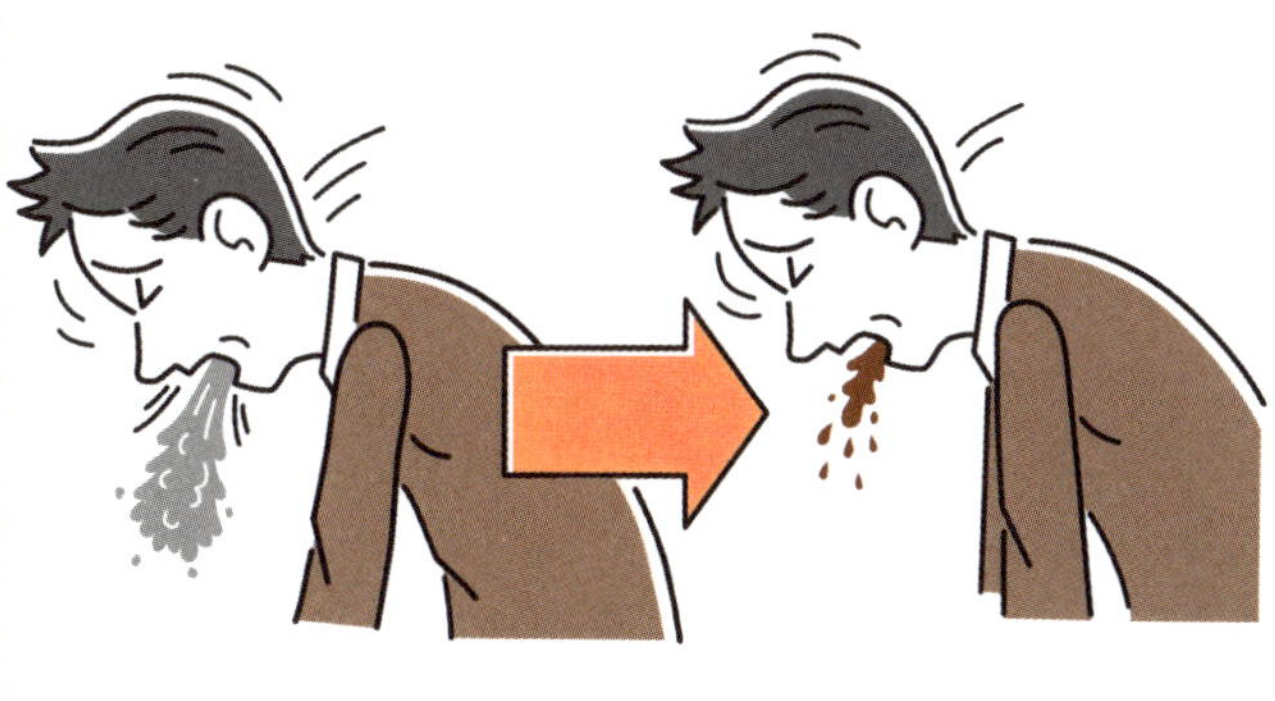

たいていは、緊急で内視鏡検査をおこない、診断します。ほとんどが入院し安静にすることで自然に治りますが、出血がひどい場合は、内視鏡を使い止血治療をおこないます。

食道アカラシア

食道アカラシアとは、食道の壁のなかの神経の障害により、筋肉の動きがとどこおり、蠕動《ぜんどう》運動が障害され、下部食道括約筋が開かなくなる病気です。食道から胃に移行する部分、すなわち食道胃接合部《しょくどういせつごうぶ》の部分が閉じたままになります〝カラシア〟はラテン語で〝ゆるむ〟という意味で、〝ア〟はその否定形ですので、〝アカラシア〟は〝（噴門が）ゆるまない〟という意味になります）。食事を飲みこんでも噴門がゆるまないため食物が通過せず、食道のなかにたまって、食道が拡張します。

原因はまだはっきりしていませんが、食道の筋肉のなかのアウエルバッハ神経叢《そう》内の細胞が変性したためと考えられています。神経細胞が変性する原因は明らかでなく、神経の変性疾患であるとの報告や、ウイルスが関与しているなどの報告があります。

症状としては持続的なつかえ感があり、食物の逆流、嘔吐、胸痛、胸やけ、背中の痛みなどがみられます。冷たい水や精神的ストレスがきっかけとなり悪化させることもあります。固形物や液体もうまく飲み込めなくなります。食道が異常収縮をおこし強い胸の痛みを訴えることも特徴的です。この痛みはアカラシアの約40～50パーセントの患者さんに認められるとされていますが、心筋梗塞と間違えるほど強い痛みの場合もあります。

この病気自体は10万人に1人の割合で発生するまれな病気です。20～40歳で症状があらわれて病院で受診することが多く、男女差はありません。

診断は食道バリウム造影検査で食道が大き

食道アカラシアの分類

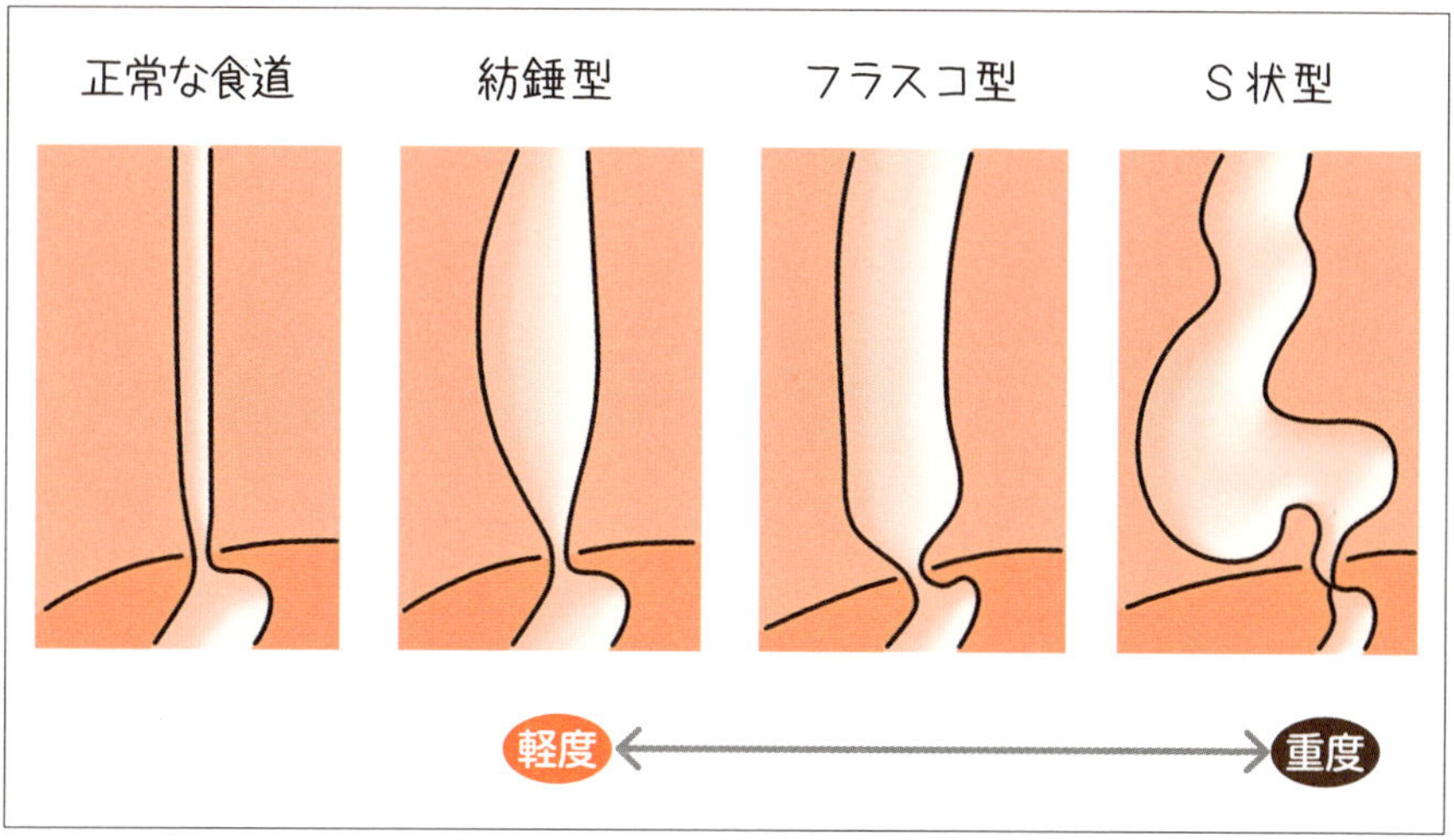

く拡張し、食道胃接合部のスムーズな狭窄《きょうさく》像（凸凹《でこぼこ》のない狭窄像）で、診断します。そして内視鏡検査で食道体部が拡張していること、また腫瘍などがないことを確認する必要があります。

アカラシアは食道がんが発生しやすいともいわれていますので、定期的な内視鏡検査が必要です。このほかに、食道内圧検査で食道壁に蠕動運動があるかどうかをみます。

治療は薬物療法（硝酸イソソルビド、ニフェジピン）や内視鏡を用いてバルーンカテーテルを入れる拡張術などの内科的治療があります。外科的治療として下部食道括約筋の切開と逆流を防止するための形成術をおこないます。

最近、内視鏡で外科治療と同じように下部食道括約筋を切開して治療する方法が考案され、一部の施設でおこなわれています（108ページの経口内視鏡的筋層切開術を参照）。

内視鏡で発見できる病気

胃・十二指腸の病気

胃がん

胃に発生する悪性腫瘍です。日本人に多く見られるがんであり、身近な病気です。

胃がんはおもに胃炎や萎縮《いしゅく》をおこしている胃の粘膜から発生すると考えられています。

胃炎や萎縮をおこす原因としては、ヘリコバクター・ピロリ菌の感染が考えられています。内視鏡検査ではヘリコバクター・ピロリ菌の有無を調べることも大事です。

近年、わが国では胃がんにかかる人の数はゆるやかな減少傾向にあるのに対し、胃がんによる死亡率は急激に減少しています。これは内視鏡の普及による早期発見、早期治療の効果と考えられます。

胃がんの自覚症状には特有なものはありません。というか、早期の胃がんによる症状はほとんどないと思われます。付随する胃炎など、ほかの胃腸の疾患での腹痛、腹部不快感、食欲低下、吐き気、嘔吐、胸やけ、げっぷなどの症状のため内視鏡検査を受けて見つかることが多いのです。

がんが進行してくると、おなかの痛みや不快感などが増えてきます。さらに、吐血や下血（黒色便）などの出血症状が出現することもあります。さらに進行すると、全身倦怠感、体重減少のほか、胃がんそのものがしこりとなって、腹部を触れるとはっきりわかることもあります。進行がかなり進むと転移の症状もあらわれてきます。

胃がんの深達度

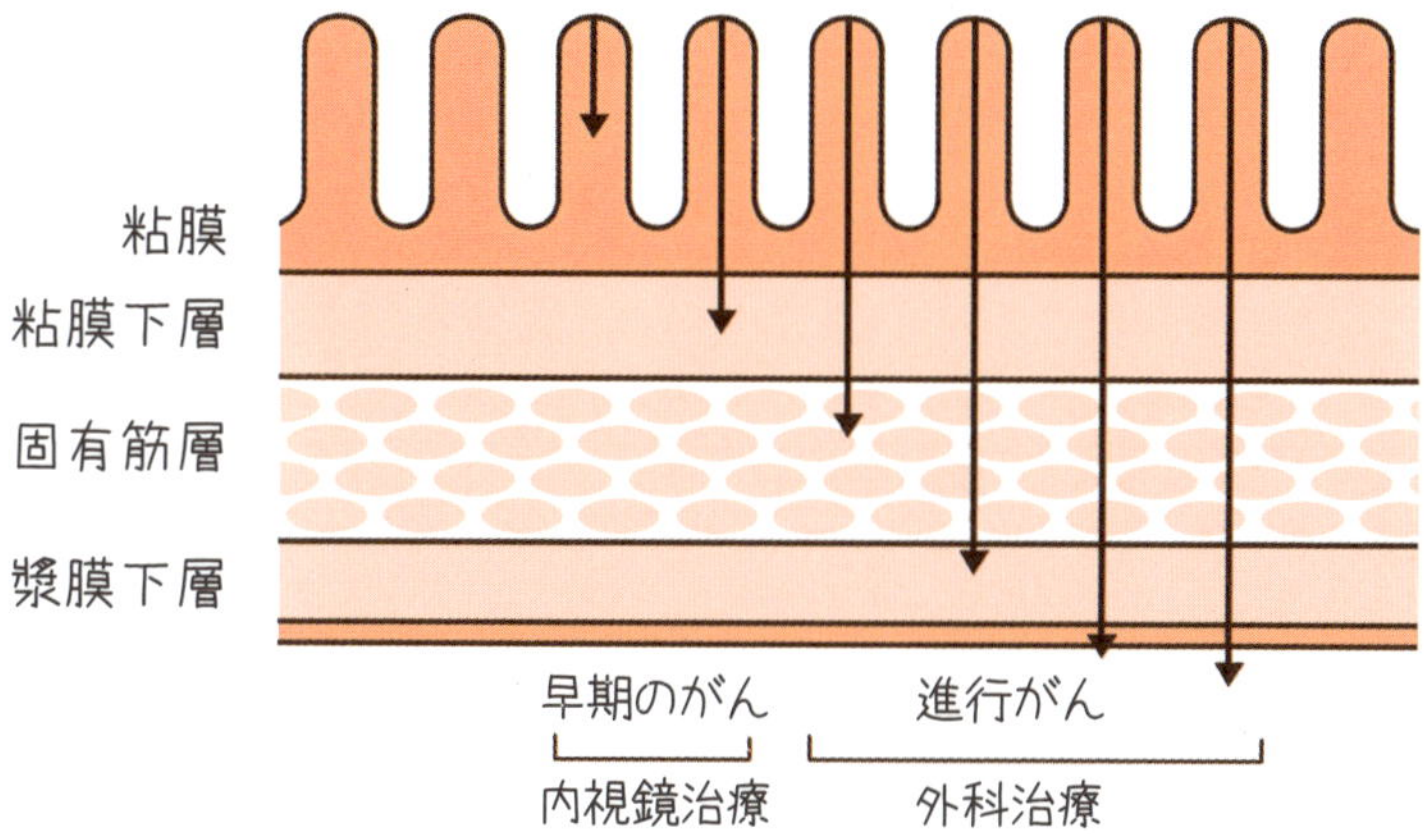

内視鏡検査は病巣《びょうそう》部を直接観察できることが大きな特徴です。主病巣の位置や大きさだけでなく、病巣の拡がりや表面のかたち、色合いなどから、ある程度進行の程度が推測できます。

色素内視鏡検査といって、色のついた液体（インジコカルミン液）をまいて凸凹をはっきりさせ、発見する方法もあります。最近では、特殊な光（狭帯域光：ＮＢＩなど）で観察したり、拡大して観察したりして診断を確実なものにします。

もう1つの内視鏡検査の大きなメリットは、直接細胞を取り（生検）、顕微鏡で細胞を見て良性悪性の最終判断ができることです（組織検査）。

胃ポリープ

胃ポリープと聞くと良性の病気と思いがちですが、実は、胃の粘膜が局所的に出っ張ったもの（隆起）をさします。形の問題なので、悪性のものも含まれますが、通常は悪性ポリープはがんと呼び、それ以外のものをポリープと呼ぶことが多いようです
ポリープの種類として過形成性《かけいせい》ポリープ、胃底腺ポリープ、腺腫《せんしゅ》などがあります。

過形成性ポリープ

胃ポリープの約半数を占めます。このポリープは慢性胃炎がもとでできると考えられています。その慢性胃炎の原因としてヘリコバクター・ピロリ菌の感染があげられます。

このポリープはだいたいは良性で、急いで治療する必要はありません。しかし、大きくなって背丈が高くなると、食物などでこすれて、表面から出血しやすくなり、貧血になってしまう人もいます。また大きくなるにつれポリープの表面にがんができてしまうともいわれます。このため過形成性ポリープは良性ですが大きさや貧血症状などを考慮して治療（切除）することもあります。

表面が赤く凸凹していますが、内視鏡で見ればだいたいわかります。大きいものだと腐ったイチゴのようにも見えます。２センチメートルを超えるような大きい過形成性ポリープは内視鏡による切除（ポリペクトミー）を考えます。また、ピロリ菌の治療（除菌治療）をすると小さくなることがありますので、ピロリ菌の検査もおこなうことがあります。

胃底腺ポリープ

胃底腺ポリープは、胃の胃底腺という粘膜から発生し、数個以上発生します。女性に多く、まわりの粘膜は萎縮《いしゅく》がなくきれいです。

内視鏡で見ると数ミリ程度の半球状の出っ張りで、表面は滑らかで、悪性ではありません。

数が増えていくことがありますが、治療の

必要はまったくなく、経過観察します。

胃酸を抑える薬（ＰＰＩ：プロトンポンプ阻害薬）を長期に飲んでいると、できやすいともいわれています。

また、家族性大腸腺腫症という大腸にポリープが数多くできる病気に合併することがあります。

● 胃の良性ポリープ

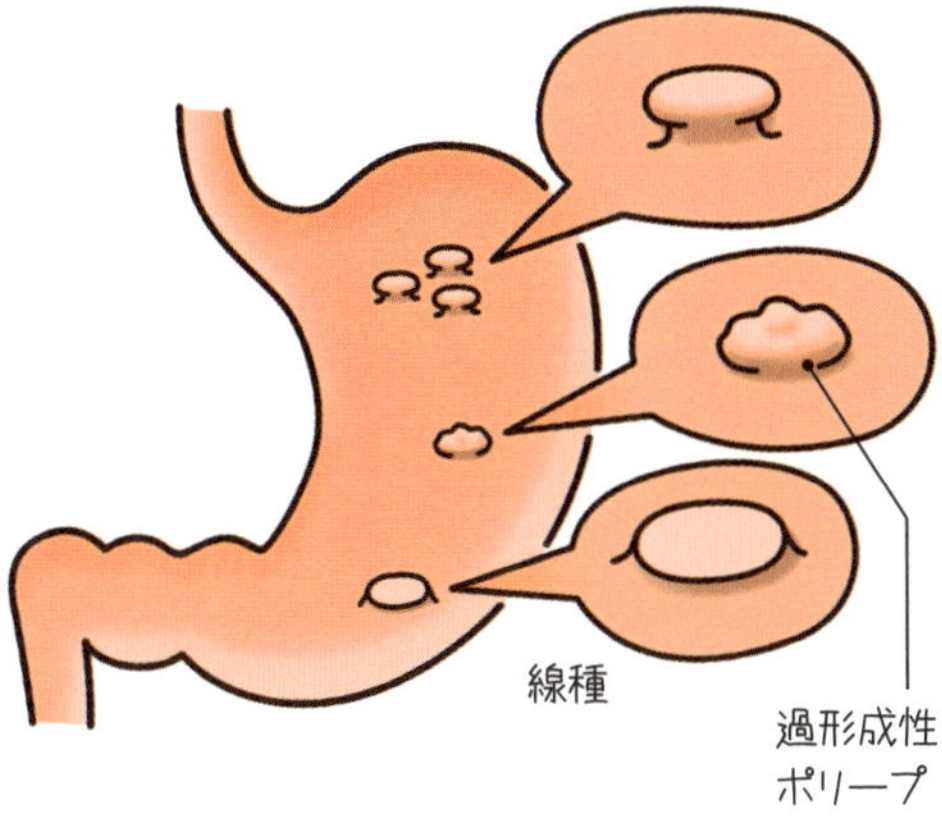

腺腫

胃腺腫は、慢性萎縮性胃炎がある粘膜に見られます。悪性ではありませんが、腫瘍なので、徐々に大きくなります。大きいものだとがんの合併がよく見られますので、前がん病変として考えます。

内視鏡で見ると、形は出っ張り型、平たいもの、花壇《かだん》状などさまざまです。通常の粘膜よりやや白っぽい傾向があります。

がんの合併がよく見られるため、大きいもの（1センチメートル以上）では、早期がんと同じように内視鏡的切除をおこなうことがあります。

ポリープはバリウム検査でよくひっかかります。しかし、ポリープの性質がどのようなものかはわかりづらいのです。バリウムでポリープといわれたら、一度は内視鏡検査をして、観察したり、組織検査をしたりするのがよいでしょう。

胃・十二指腸潰瘍

潰瘍とは粘膜や皮膚が削れてなくなった状態をいいます。胃・十二指腸潰瘍は粘膜が削り取られた状態です。そうなる原因として、おもに胃酸による攻撃があります。

しかし、つねに胃酸にさらされているのに、いつも潰瘍になるわけではありません。粘膜と粘膜が分泌する粘液でガッチリ防御されているからです。この攻撃と防御のバランスが崩れると潰瘍になるのです。攻撃力が増したり（食事やストレス、胃酸過多）、防御力が崩れたりする（粘膜が弱くなる）と潰瘍ができます。その原因として、ヘリコバクター・ピロリ菌感染と薬剤（消炎鎮痛剤：ＮＳＡＩＤｓ）が二大原因といわれています。

悪性の潰瘍＝がんもありますが、ここでは良性の潰瘍について説明します。

胃潰瘍の症状としてはみぞおちの痛み、不快感、背中の痛みなどが食後少ししてから出てきます。十二指腸潰瘍では空腹時や朝起きたときに腹痛が出ることが多く、食事をすると緩和します。これは胃酸が多いために起こる症状です。

薬剤（とくに痛み止めの薬）が原因の場合はあまり痛みがなく、潰瘍から出血して貧血になり、立ちくらみや心不全などの症状が出ます。

潰瘍から大量の出血をすると、吐血、下血（タール便の状態）といった症状が現われ緊急内視鏡といって、病院に来たらすぐに内視鏡検査をおこなうこともあります。

ヘリコバクター・ピロリ菌は胃潰瘍で70パーセントぐらい見つかります。十二指腸潰瘍では95パーセント以上にピロリ菌が関係しています。

バリウム検査では潰瘍のへこみやひきつれ、変形などわかりますが、内視鏡検査をすることによって程度（活動性）がはっきりとわかります。また、組織検査をすることで悪性か

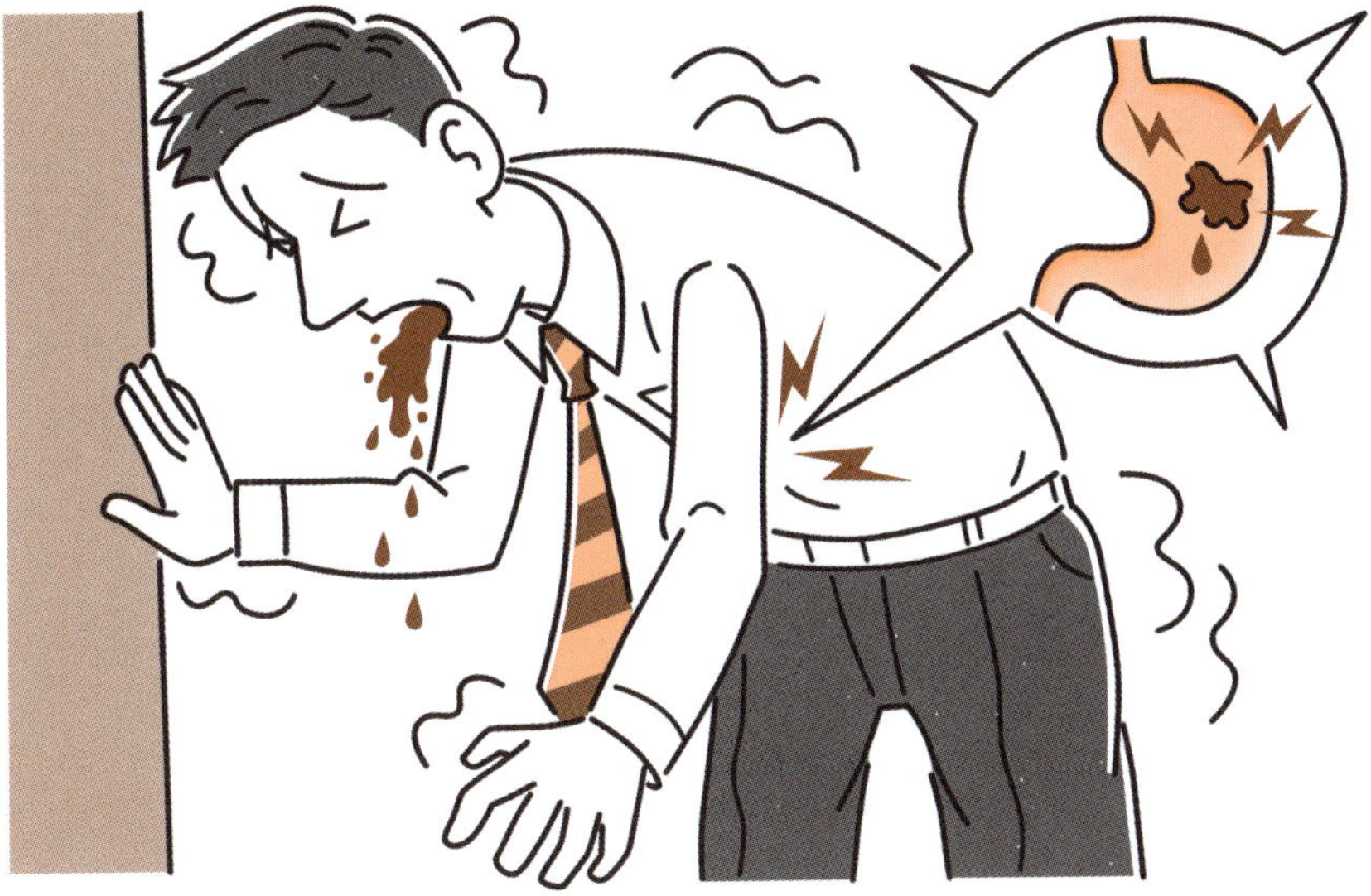
胃粘膜の傷から動脈の大出血があるデュラフォイ潰瘍

どうかやヘリコバクター・ピロリ菌がいるかどうかの検査などもできます。そのうえ、出血している場合には止血などの治療もできます。

デュラフォイ（Dieulafoy）潰瘍

胃・消化管出血をきたす潰瘍で、フランス人医師デュラフォイが初めて報告したのでこの名がつきました。中高年に多く、男女比では男性が女性の2倍多く見られます。

おもに、胃の上部でおこり、粘膜にできた傷から動脈の大出血があります。胃などの表面をおおう粘膜が、動脈の拍動によって徐々に浸食を受け、自然に破裂して大出血に至ると考えられます。

内視鏡によって診断することがほとんどで、治療も内視鏡を使った止血術（電気的焼灼術、クリッピング術、エタノール注入法、レーザー焼灼《しょうしゃく》術など）でおこなわれます。

慢性胃炎

何十年にもわたり障害を受けたために、胃の粘膜が変化した状態です。原因はほとんどがヘリコバクター・ピロリ菌です。内視鏡で見ると粘膜が薄くなった様子や（萎縮）、凸凹した粘膜（腸上皮化生）が見られます。

病理学的・内視鏡的な診断のため、症状はないこともあります。また症状がなければ治療する必要もありません。

しかし、萎縮性胃炎は胃がんのもとと考えられています。萎縮性胃炎と診断されたらヘリコバクター・ピロリ菌の検査をおこないましょう。そしてピロリ菌がいるようなら除菌治療をしましょう。保険の対象になっています。ただし、胃炎の診断には内視鏡検査が必須となっています。症状があり気になる方やバリウム検査で胃炎といわれたら、内視鏡検査を受けて、胃炎の診断とピロリ菌の検査をしましょう。

鳥肌胃炎

内視鏡で粘膜（とくに胃の出口付近の）が鳥肌状に見える胃炎です。若い人、とくに女性に多い病気です。ヘリコバクター・ピロリ菌に対する反応でおこるといわれています。

特有の症状はありませんが、内視鏡で手術しにくい未分化型胃がん（がん細胞の形や並び方に胃や腸の粘膜構造が少ないがん）が発生しやすいともいわれますので、対応については主治医とよく相談しましょう。

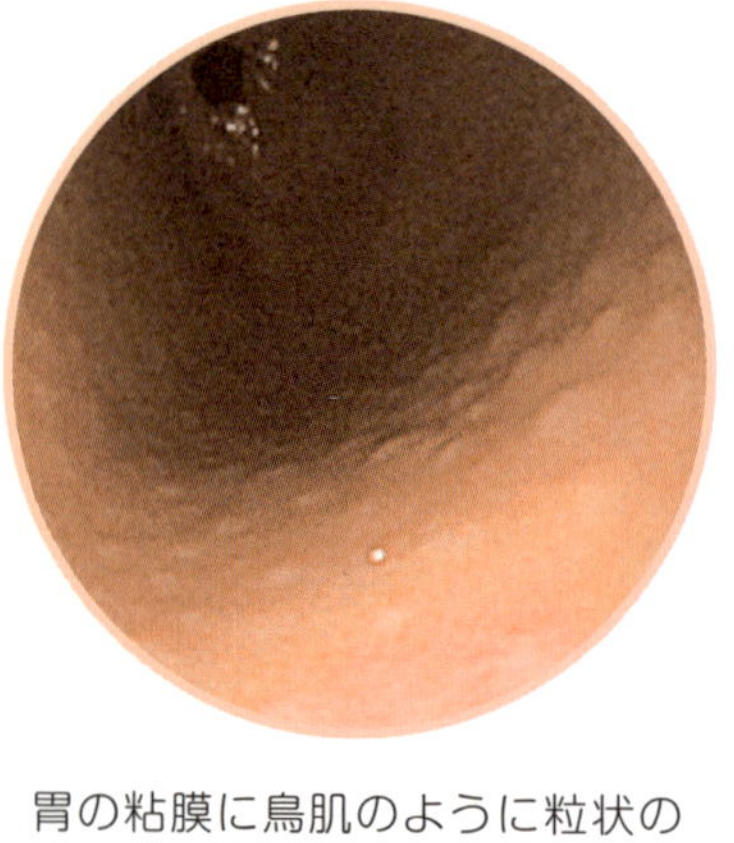

胃の粘膜に鳥肌のように粒状のでこぼこができます

急性胃炎、急性胃粘膜病変

急性胃炎とは胃の粘膜の急性の障害を意味する言葉で、慢性胃炎に対して使われます。

実際には、急激にみぞおちあたりが痛くなり、吐き気や嘔吐、ひどいときには吐血といった症状で受診し、内視鏡で（たいていは緊急で）びらんや潰瘍、出血、むくみが多数みられるため、診断名として急性胃粘膜病変といいます。

急性胃炎と急性胃粘膜病変はほぼ同じ意味ですが、後者は内視鏡で見た状態を中心としてつけられた診断名です。

原因はヘリコバクター・ピロリ菌の急性感染、薬剤、ストレス、アニサキス症などです。

薬と安静で治りますが、出血がひどいときは内視鏡下で止血術をおこないます。

寄生虫のアニサキスが原因の場合は内視鏡で摘出します。

ヘリコバクター・ピロリ感染症

ヘリコバクター・ピロリ菌は細長い胴体に数本の鞭毛《べんもう》（尻尾）を持ち、尻尾をヘリコプターのようにぐるぐるまわして移動するのでヘリコバクターと呼ばれます。

胃の粘液のなかに生息し、強力な胃酸を中和する能力を持っているため、胃のなかで生息できるのです。感染経路ははっきりとしませんが、おもに水を介して口から入ると考えられています。

小児期に感染すると、ずっと胃のなかに生息していて慢性胃炎になり、大人になってから感染すると急性胃炎（急性胃粘膜病変）として症状が出ます。

胃粘膜を傷害し、胃炎、胃潰瘍の原因だけでなく、胃がん、ポリープ、胃のリンパのがん（ＭＡＬＴリンパ腫）の原因となります。また胃とは関係ない特発性血小板減少性紫斑病などの原因ともされています。

診断のためには内視鏡を使って、組織を取り培養するのが確実ですが内視鏡を使わないで検査する方法もあります。

いくつかの病気にたいしては、ヘリコバクターピロリ菌の除菌治療に対して保険が使えますので、担当医と相談しましょう。

ピロリ菌除去とその後の胃がん発生率

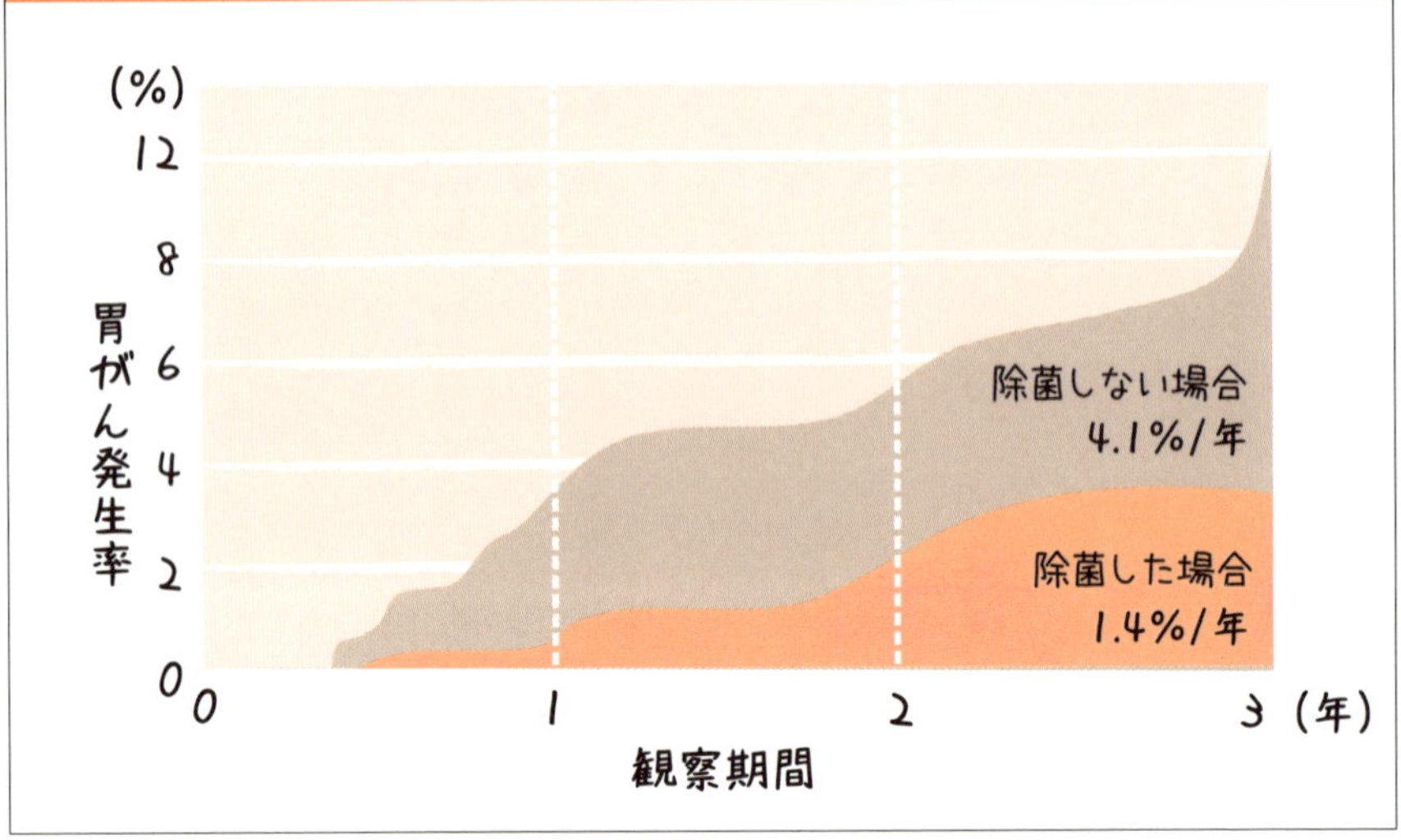

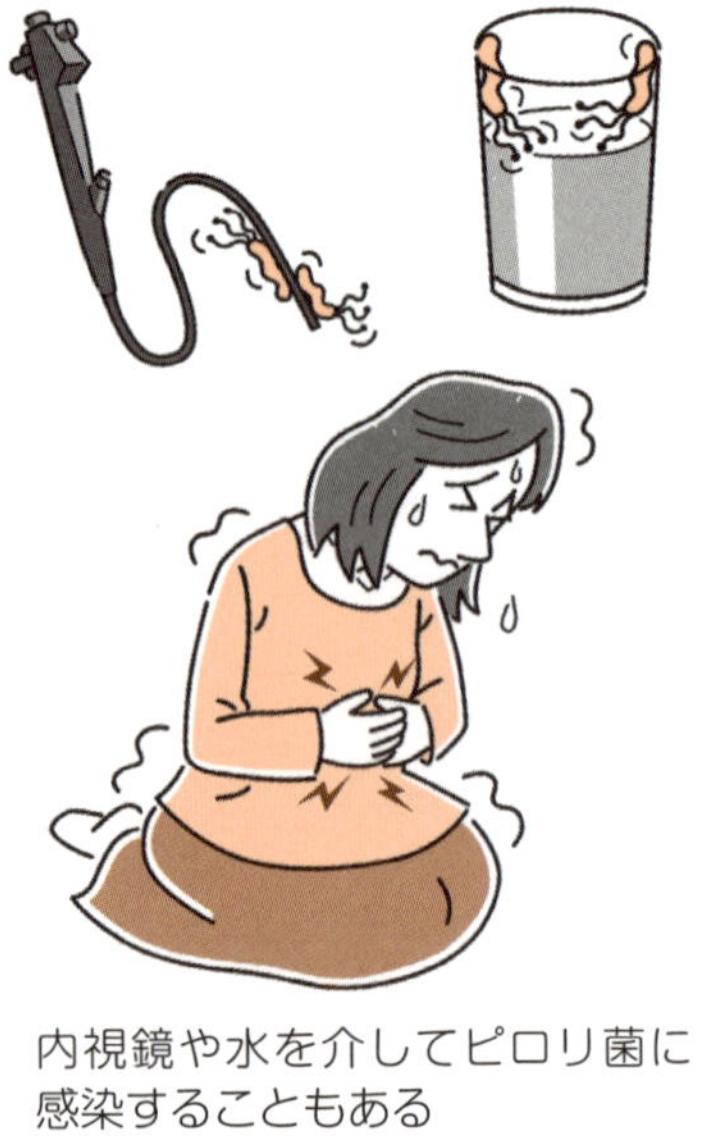

内視鏡や水を介してピロリ菌に感染することもある

アニサキス症

アニサキスという寄生虫の幼虫が寄生した魚介類（マサバ、スケソウダラ、マアジ、スルメイカなど）を食べることによって発症する病気です。

新鮮な魚介類を生で食べることで、食後数時間以内に、急激な上腹部痛や嘔吐などの症状で発症します。腹痛は、幼虫が胃酸で苦しみ、胃粘膜にもぐって逃げようとする機械的刺激といわれていますが、最近では寄生虫によるアレルギー症状によると考えられています。

まれに、好酸球性肉芽腫という良性腫瘤ができたり、アナフィラキシーショック症状（急激な呼吸困難や血圧低下など全身的な生死にかかわる症状）に陥ることもあります。

内視鏡でアニサキスの虫体を見つけることができれば診断は確実です。虫が見つけられなくても、噛んだあとが見つけられれば疑われます。虫体を見つけたら、鉗子でつかんで回収すると、症状が軽減することが多いです。

予防は魚介類に火を通したり、24時間以上冷凍すれば幼虫は死んでしまいます。また、新鮮な魚介類を生で食べるときはよく噛んで食べましょう（虫も噛みくだけば死んでしまいます）。

● アニサキスが人体に入るまでの経路

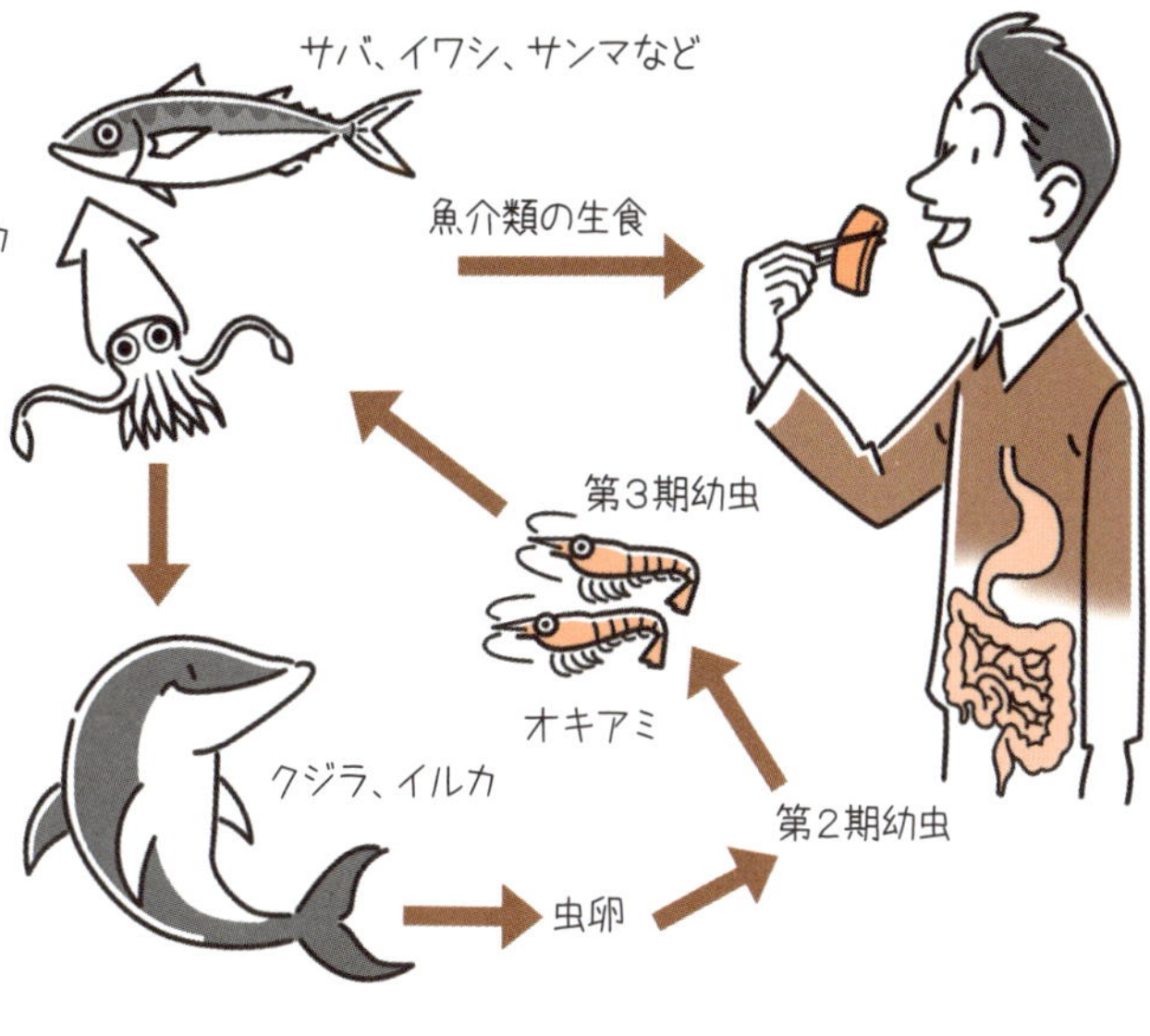

機能性ディスペプシア

胃痛や胃もたれ、膨満感が何か月も続くのに、内視鏡検査でその原因となる異常を認められない状態をこう呼びます。

いままでは、胃の症状があって、内視鏡で胃がんや潰瘍がないと、〝慢性胃炎〟といって、説明することもありました。しかし〝慢性胃炎〟はあくまでも病理学的、内視鏡所見的な診断名で必ずしも症状とリンクしません。むしろ、非常にきれいな胃なのに痛みが強かったりします。だから、何もしなくて大丈夫というわけではなく、症状に見合った治療が必要になります。

大事なのは、内視鏡で〝症状に見合う重大な病気はない〟ということを診断することです。このような症状の人は、不安やストレス、生活の乱れなどが根底にあることが多いので、内視鏡で見てきちんと〝何もない（がんや潰瘍）〟ことを診断することで改善することもあります。

粘膜下腫瘍

胃の粘膜より下の胃壁内（粘膜下層、筋層、漿膜《しょうまく》下層など）に腫瘍ができた病気です。大きくなると、胃の内側に粘膜を持ち上げて出っ張ってきます。出っ張りの頂上にくぼみや潰瘍を作ることもあります。良性の腫瘍が多いですが、腫瘍でないものや、悪性腫瘍もあります。

胃粘膜下腫瘍にはＧＩＳＴ《ジスト》（消化管間質腫瘍 Gastrointestinal Stromal Tumor）、リンパ腫、平滑筋肉から発生した腫瘍、神経からの腫瘍、脂肪細胞からの腫瘍、血管内皮細胞からの腫瘍、神経内分泌腫瘍、迷入膵、顆粒《かりゅう》細胞腫などがあります。そのうち、ＧＩＳＴの一部、悪性リンパ腫、脂肪肉腫、血管肉腫、神経内分泌腫瘍の一部では転移をきたすこともあり、悪性度の高いものもあります。

胃のポリープと粘膜下腫瘍

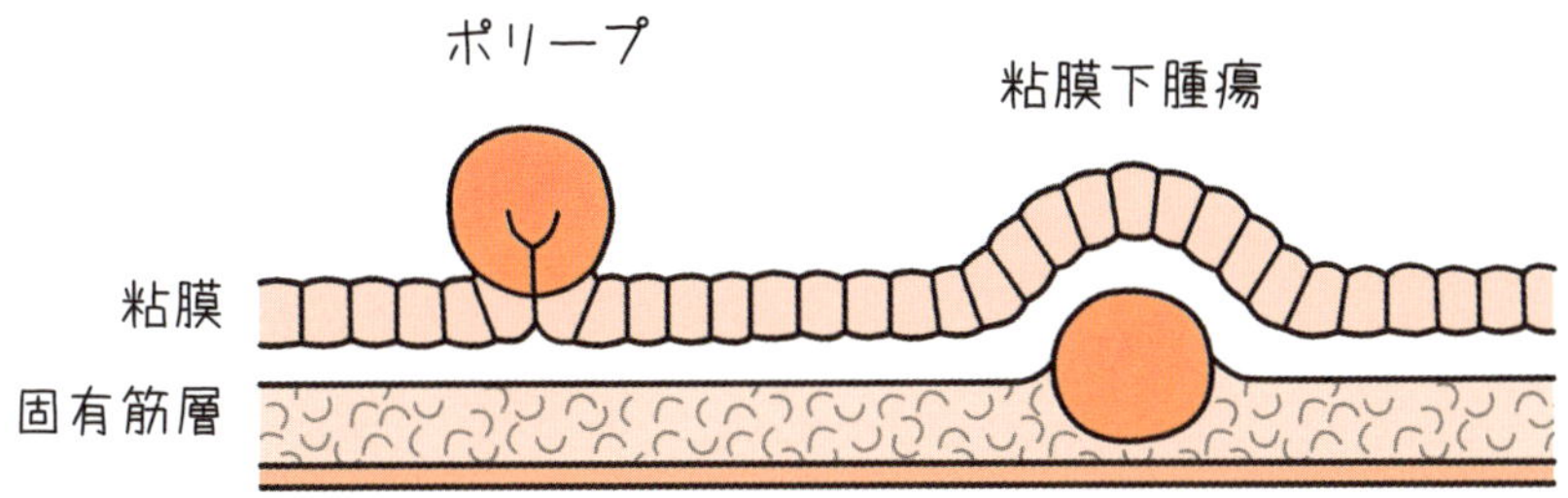

腫瘍が小さいうちは症状もなく、偶然発見されることもあります。しかし、腫瘍が大きくなり、表面に潰瘍などを作ると出血し、吐血や下血の症状が出ます。悪性で転移することになれば、胃がんと同じように、さまざまな症状が認められるようになります。

内視鏡で見ると、本体は粘膜の下に隠れていて、直接見ることは難しいです。

表面に潰瘍などがあれば、そこから病変の一部を採取して「生検」で病理組織診断が可能です。しかし病変が正常粘膜におおわれている場合が多いので診断することが困難です。このようなときは、超音波内視鏡検査をおこない、かくれた腫瘍の性状を調べたり、超音波内視鏡で見ながら針を刺して腫瘍の組織を取り検査します。

胃がん発生の危険度を調べるABC検診とは？

内視鏡検査ではないのですが、胃がんの検診の一つとしておこなわれている検査にABC検診というものがあります。胃がんの発生の主役はヘリコバクター・ピロリ菌と考えられています。ヘリコバクター・ピロリ菌感染から、慢性胃炎→萎縮性胃炎→腸上皮化生→胃がんという道筋をたどるという見方が有力です。

そこで、ヘリコバクターピロリ菌感染の有無（血清ピロリ菌IgG抗体）と、胃粘膜の萎縮の程度（血清ペプシノゲン値）を測定し、胃がんになりやすい状態にあるかどうか、胃がんの発生の危険度をA～Dの４群に分類する検診法を「ABC検診」といいます。この検査は血液検査です。

A群はピロリ菌抗体、ペプシノーゲン検査とも陰性で、胃がんのリスクはほとんどありません。B群はピロリ菌抗体陰性、ペプシノーゲン検査陽性で胃がんの発生の可能性がありますので、３年に１回は内視鏡検査を受けましょう。C群はピロリ菌抗体陽性、ペプシノーゲン検査陽性で胃がん発生の危険性がやや高いので２年に１回は内視鏡検査を、D群はピロリ菌抗体陽性、ペプシノーゲン検査陰性でもっと危険性が高いので毎年内視鏡検査が必要です。

ただし、これはあくまでも症状のない人の場合です。何か症状があったり、気になったりする方は積極的に内視鏡検査を受けましょう。

なお、ABC検診は簡単な採血による血液検査ですが、保険はきかないため、全額自己負担です(費用は4500円)。

● 胃がんリスク検診（ABC検診）

ABC分類	A群	B群	C群	D群
ピロリ菌	−	＋	＋	−
ペプシノゲン値	−	−	＋	＋
胃がんの危険度	低			高
胃の健康度	健康な胃粘膜。胃粘膜萎縮の可能性は非常に低い	胃潰瘍に注意。少数ながら胃がんの可能性もある。胃粘膜の萎縮がない、あるいは軽い	慢性萎縮性胃炎。胃粘膜萎縮が進んでいる	胃がんの可能性。胃粘膜萎縮が進みすぎ、ピロリ菌が胃に住めずに退却している
その後の管理・対処法	管理対象から除外	必ずピロリ菌除菌。除菌前後に画像検査	ピロリ菌除菌の徹底。定期的に内視鏡検査	毎年の内視鏡検査
年間の胃がん発生頻度	ほぼゼロ	1000人に１人	500人に１人	80人に１人
判定後２次精密画像検査（間隔）	不要※	必要（3年に１度）	必要（2年に１度）	必要（毎年）
ピロリ菌除去	不要	必要	必要	必要

※自覚症状のある人、また過去５年以内に精密画像検査を受けていない人は必要（2012）

PART 2

内視鏡とはどういうものか

検査から治療まで内視鏡の役割はさまざま

まずは内視鏡とはどういうものかをご説明しましょう。

内視鏡は「身体のなかを見たい！」という願いから発展した機器ですから、まずは見ることから始まります（**観察**）。

こうして見えた画像から病気を診断するのですが、その診断をより確実にするために、組織を採取して顕微鏡で見る方法が発展しました（**生検、病理検査**）。

組織を取るという機器・道具の開発やテクニックの向上から、より大きな組織を取る（**切除**）、出血している血管を処理する（**止血**）といった、治療内視鏡に発展してきました。

このように、内視鏡は検査、診断、治療に使われます。

消化器内視鏡検査とはどういうものだろう

◎上部消化器内視鏡検査

いわゆる胃の検査で、内視鏡検査のなかでももっともよくおこなわれているのがこの検査。観察の対象は口のなか（口腔）、のど（咽喉頭）、上部食道、胃、十二指腸までで、炎症や潰瘍、がん、その他の病変がないか調べます。

◎小腸内視鏡検査

潰瘍やポリープ、出血の疑いがあるときや小腸が細くなる狭窄症状が見られるときに小腸を検査します。おもにバルン型小腸内視鏡というものを使います。

◎下部消化管内視鏡検査

いわゆる大腸内視鏡検査です。肛門から挿入し、炎症、ポリープ、がんなどの病変がないか調べます。

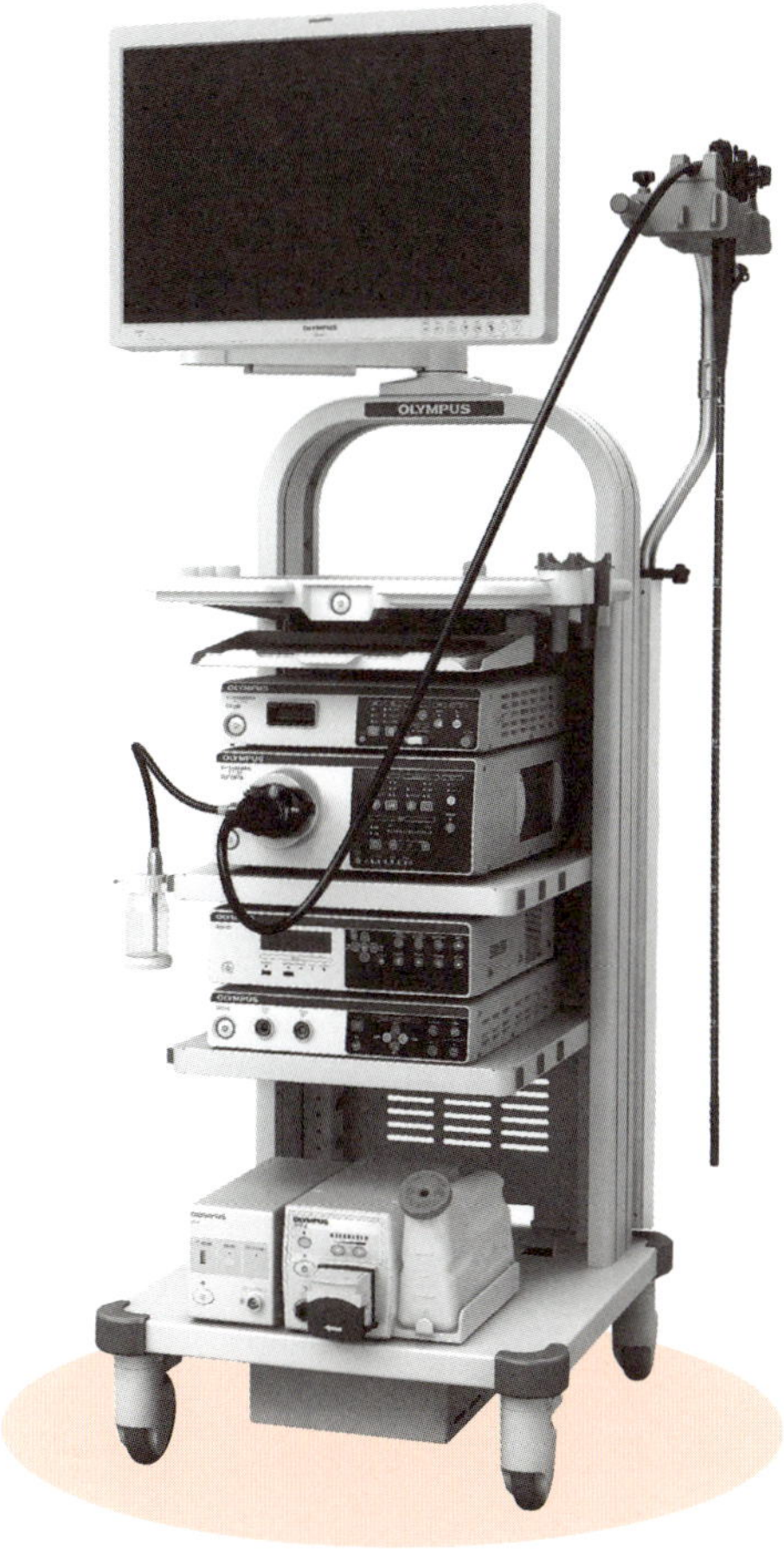

● 内視鏡システム（オリンパス）

この本では、上部消化器内視鏡検査について詳しく説明していきます。

内視鏡の種類にはどんなものがあるか

軟性鏡と硬性鏡

軟性鏡は柔らかい構造の管《くだ》で、先端は手元で上下左右に操作できるものがほとんどです。そのため、曲がりくねった消化管でもわりと自由に挿入できるようになっています。現在使われているものは、ほとんど軟性鏡です。

それに対し硬性鏡は筒状でストレートの硬い管で、身体のなかをのぞくために使用します。おなかに小さな穴をあけて、なかをモニターで見ながら手術する腹腔鏡治療のとき使います。また直腸だけの検査のときにも使います（直腸鏡、肛門鏡）。しかし、一般の検査ではあまり使われません。

カメラと送信機が入っているカプセル内視鏡

いままでの内視鏡と意味あいが異なるのが、カプセル内視鏡です。大きめの薬のカプセルのような格好をしています。そのなかにカメラとデータを送る送信機が入っています。精密な超小型のデジカメと無線機器を詰め込んだカプセルを飲み込むわけです。消化管のなかで一定の間隔で写真を撮り、データを無線で体外に送信します。大量のデジカメ写真を見ることで病気を見つけます。現在のところ、小腸の病気を探す目的で使われます。

それぞれに機能の違いがある用途別の内視鏡

用途別にみると、

- 咽頭内視鏡（喉頭鏡）
- 気管支鏡
- 上部消化管内視鏡（経口・経鼻）
- 十二指腸内視鏡
- 小腸内視鏡
- 大腸内視鏡
- カプセル内視鏡（小腸）
- 超音波内視鏡
- 腹腔鏡
- 胸腔鏡
- 膀胱鏡
- 胆道鏡
- 直腸鏡
- 肛門鏡
- 関節鏡
- 脊椎鏡
- 血管内視鏡

などがあります。

それぞれ長さ、太さ、硬さなど異なります。消化器内視鏡検査で使うのは、上部消化管用（食道・胃・十二指腸）と下部消化管用（大腸）、胆道・膵管用（ＥＲＣＰ）です。それぞれに機能の違いや太さなど何種類もあり、目的によって使い分けています。

軟性内視鏡

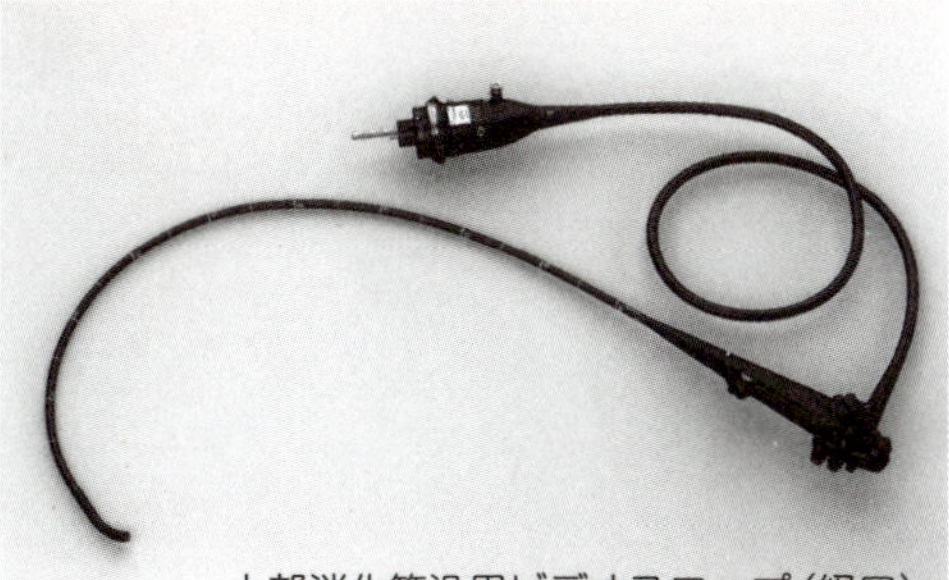

上部消化管汎用ビデオスコープ（経口）

硬性内視鏡

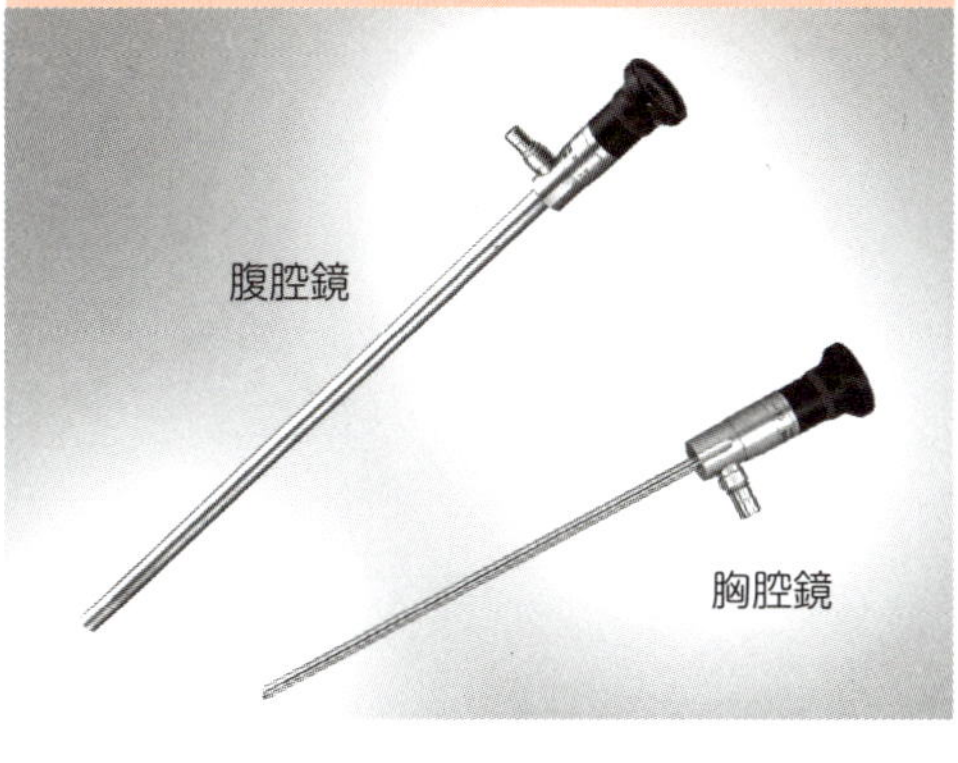

内視鏡の挿入ルートを知っておこう

自然孔からの挿入と表皮からの挿入

ほとんどの内視鏡は身体にもともと備わった孔《あな》＝自然孔から内視鏡を挿入しますので、身体の表面には傷はつきません。

自然孔とは、口や鼻の孔のほかに耳の穴や、肛門、尿道や膣などがあります。

大腸内視鏡では肛門から挿入しますし、尿道から挿入するのは膀胱鏡、女性の膣から挿入するのは子宮鏡です。

食道や胃、十二指腸を見るための上部消化管内視鏡は口から挿入する方法（経口）と鼻から挿入する方法（経鼻）があります。

もともとは口から挿入する機器だけでしたが、機器の進歩により内視鏡を細くすること

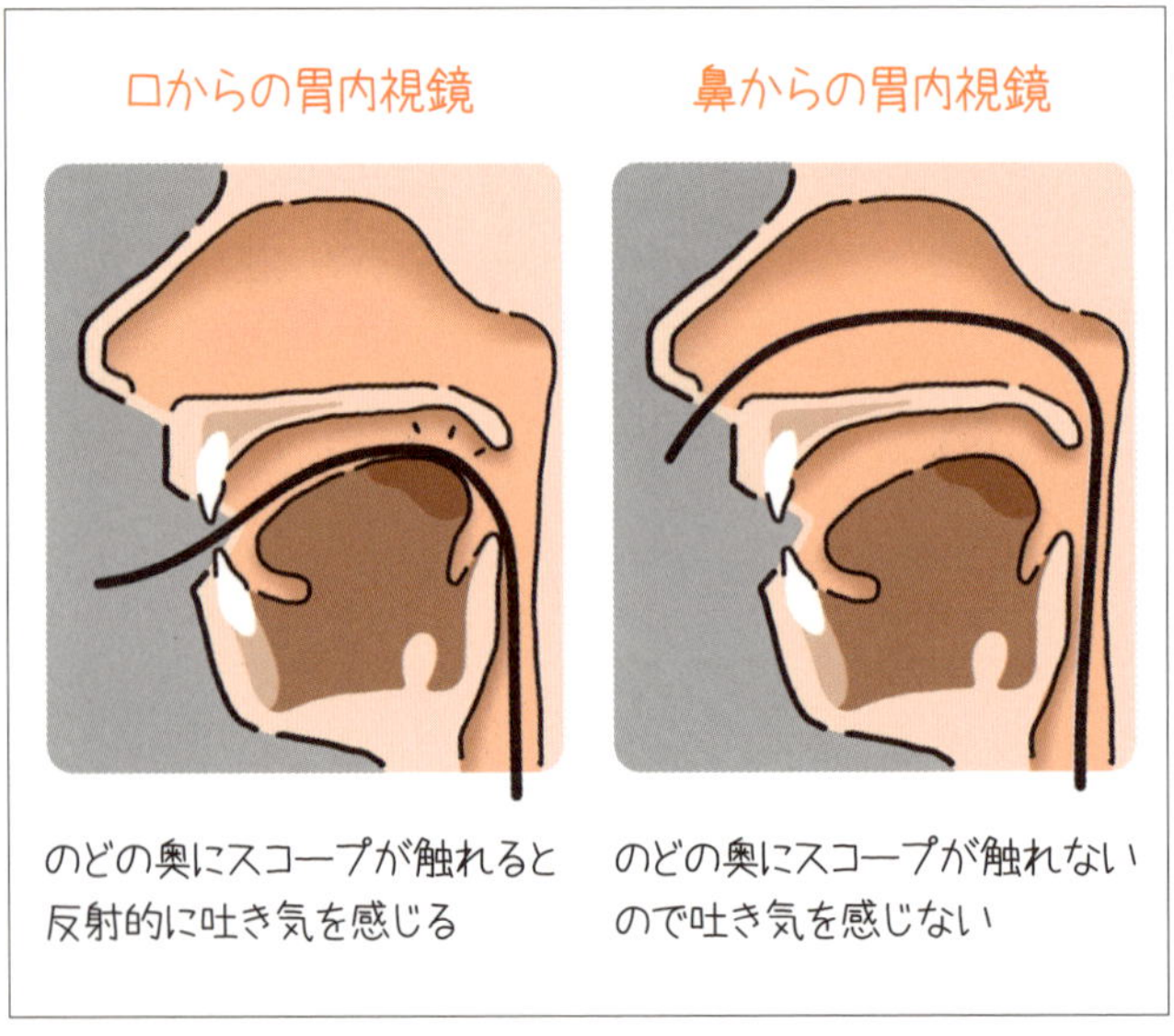

口からの胃内視鏡
鼻からの胃内視鏡
のどの奥にスコープが触れると
反射的に吐き気を感じる
のどの奥にスコープが触れない
ので吐き気を感じない

ができ、鼻の穴からも挿入できるようになりました。処置能力の違いや、見え方の違いもあり適時使い分けています。

それに対し体内の臓器を直接見たり、治療したりする場合は、身体の表面に小さい傷をつけて硬い内視鏡を挿入します。腹腔鏡、胸腔鏡、関節鏡などはその代表です。

たとえば、食道がんを治療するとき、粘膜にとどまるごく早期のがんの場合は口から入れる内視鏡で切除します。しかし、口からの内視鏡治療では治療が難しいと判断された場合、他に二つの手術法があります。胸を大きく切って食道の手術をおこなう方法と、胸に小さく孔をあけ、そこから胸腔鏡を挿入して手術する方法です。

最近では身体の自然孔から内視鏡を挿入し、粘膜を一部切開して体のなかに入れ、処置をおこなう経管腔的内視鏡手術(NOTES：Natural Orifice Transluminal Endoscopic Surgery)という方法もあります。これだと身体の表面には傷は見えません。

内視鏡は自然孔から挿入されますが、通常の管腔壁に穴をあけて外に出て体腔内に出て、体腔内の臓器に対して診断や治療をおこないます。

たとえば、口から内視鏡を挿入し、〝意図的〟に胃壁を切開して、胃の外に出て肝臓や胆のうを見たり、切ったりするといったこともできます。身体の表面に傷がつかず、肝臓や胆のうの治療ができるのです。

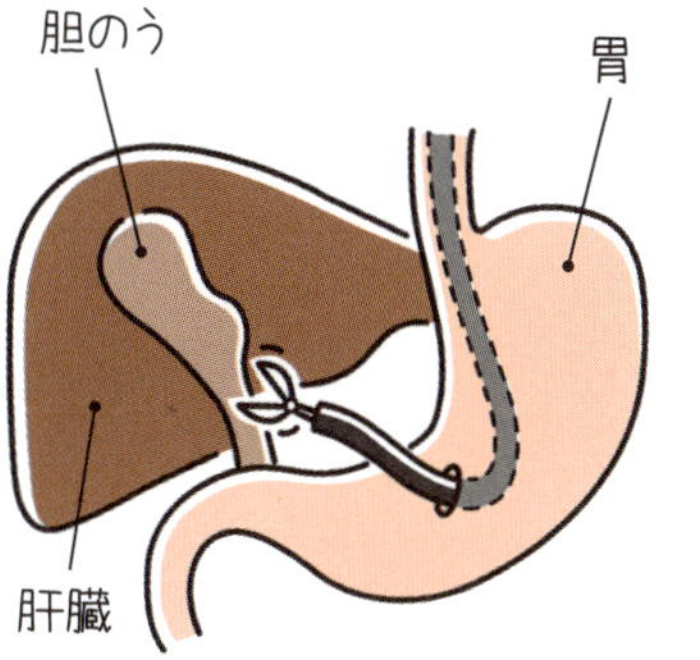

● **経管腔的内視鏡手術(NOTES)**
胃のなかに内視鏡を入れ、胃壁に穴をあけて胆のうの治療をする

内視鏡の構造①

たくさんの機能がついた内視鏡

上部消化管内視鏡の先端にはレンズ（対物レンズ）、ライト（通常2個）、チャンネルと呼ばれる手元から通じているトンネル（鉗子《かんし》孔《こう》：水を出したり、水や空気を吸ったり、鉗子とよばれる器具を出したりする）、レンズ洗いのノズルがあります。

機種によってはライトが1個だったり、鉗子孔が2個あったり、水を噴射する穴（副送水孔）があったりします。

管《くだ》の太さは7ミリメートルから12ミリメートルくらいと、用途によって差があります。当然のことながら、いろいろな機能を付けると内視鏡は太くなりがちです。経鼻内視鏡は鼻の穴から入れるため、太さも5～6ミリメートルです。

内視鏡の長さは上部消化管用で1メートル10～20センチメートルほどです。

内視鏡の先端は手元で上下左右に操作できます。通常曲がる場所は1か所ですが、2か所ある内視鏡もあります。関節が2か所あるのでスコープが非常に複雑に動くようになり、いままで胃壁の手の届かなかったところまで、内視鏡が到達できるようになりました（マルチベンディングスコープ）。

細かい作業をハンドル操作でおこなう

内視鏡の手元（医師が触っているところ）は操作部です。

内視鏡の構造

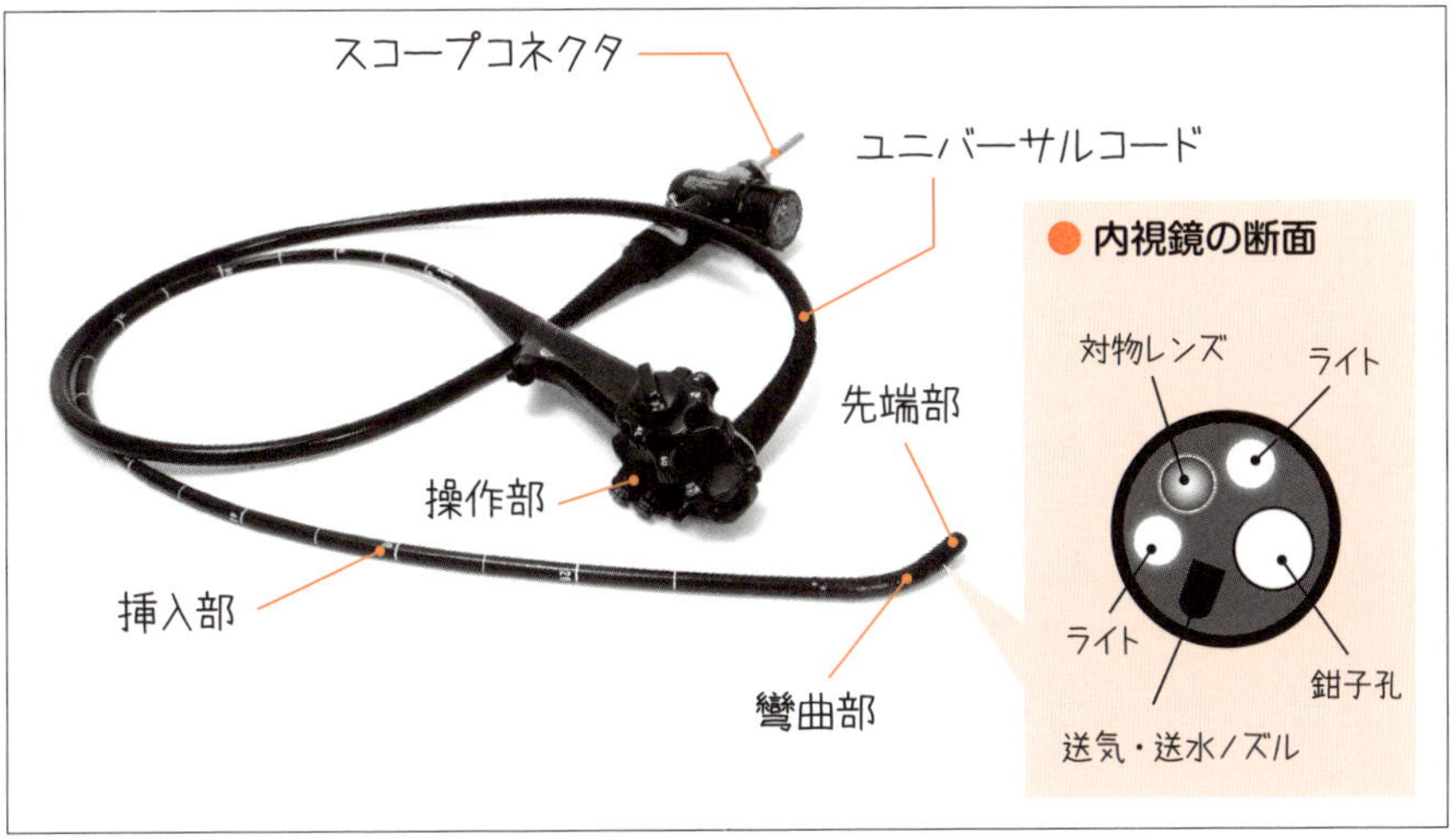

内視鏡の先端を上下左右に動かすハンドルや見ている画像を止める（フリーズ）、撮る（レリーズ）などのスイッチがあります。また患部に水を流して洗浄する（送水）、水などを吸う（吸引）、空気を出す（送気）などをおこなうボタンがあります。

なにより大事なのは、手元から内視鏡の先端まで通じているトンネル（鉗子孔《かんしこう》）です。ここから、いろいろな器具（鉗子）を入れることによって、組織を取ったり、切ったり、焼いたりできます。鉗子《かんし》とはもともとはさむための処置器具のことで、内視鏡の鉗子としては、組織をはさんでちぎり取る、生検鉗子が代表です。最近は針状のものやヘラ状のようなもので粘膜などを焼いたり、開いたりしたり、ホースのノズルの先から液体を出したり、レーザー光線をあてたりする器具が開発されて、内視鏡デバイスともいいます。

内視鏡の構造②

視野を変える・鉗子孔

レンズの位置で視野を変える
直視鏡、側視鏡、斜視鏡

内視鏡の視野は、ハンドル操作で先端を上下左右に曲げてレンズの向きを変える方法でもある程度変えられますが、目的に応じて、レンズの向きの異なるタイプの内視鏡を使うことで、大きく変えることができます。

内視鏡の先端のレンズが進行方向に視野が広がっているものは「直視型内視鏡」、もしくは「直視鏡」と呼ばれます。通常使われるのはこのタイプです。視野が正面なので挿入しやすいのですが、ハンドル操作で横の壁（粘膜）を正面に見ようとすると難しいことがあります。

これに対してレンズがスコープの側面に付いているものもあります。「側視鏡」とよばれ、十二指腸の乳頭や胃壁の病変部を正面から見

側視型内視鏡

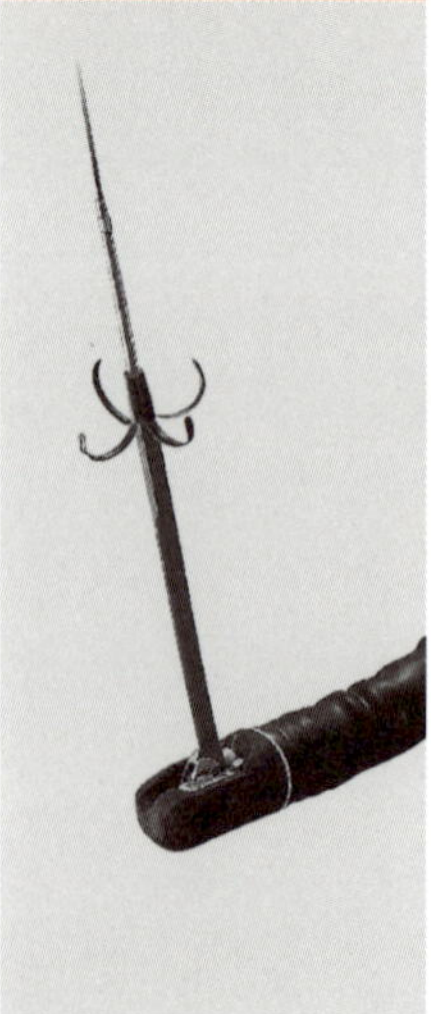

直視型内視鏡

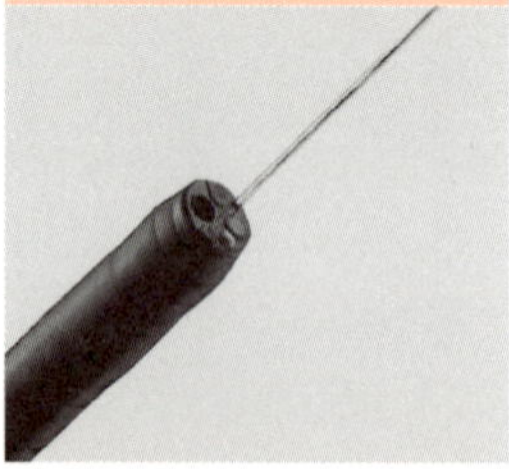

斜視型内視鏡

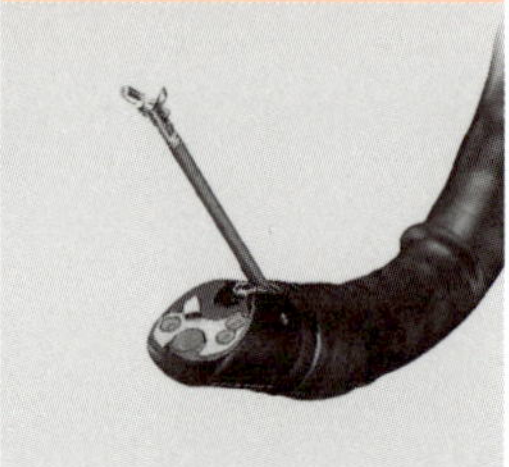

たいときに使われます。とくに十二指腸の乳頭の観察、治療のときには必要なスコープです。ただし、進行方向がつねに見えるとはかぎりませんので挿入にはテクニックが必要です。

直視と側視の中間で「斜視型内視鏡」というのもあります。約45度傾けてレンズがつけてあるので、両者の欠点を補うものです。おもに、治療や処置のとき使われます。

鉗子孔の役割

鉗子孔から器具（鉗子）を出して、さまざまな処置ができることは前に書きました。通常鉗子孔は1つで、1回に1本の鉗子しか使用できませんが、処置用の内視鏡には2つの鉗子孔をもつものがあります。2チャンネル内視鏡といい、2本の鉗子が同時に使えます。片方でつまんで持ち上げ、片方で焼き切る、といったことがしやすくなります。

200種類以上ある鉗子

組織検査に使う生検鉗子は一般的ですが、処置用のものになると数多くあります。つかむ、はさむ、組織を切る（切開）、組織を焼く（焼却）、血を止める（凝固止血）用などさまざまで200種類以上あるといわれています。内視鏡メーカーからだけでなく、処置器具の専用メーカーからもたくさん作られています。

生検鉗子

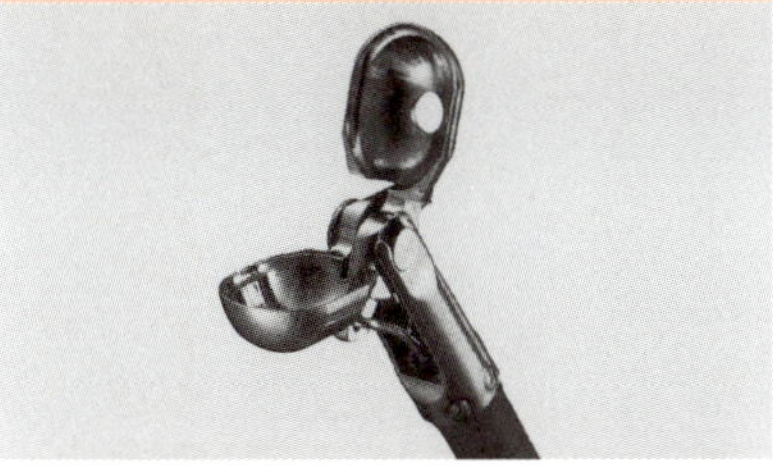

2チャンネルスコープ（把持鉗子）

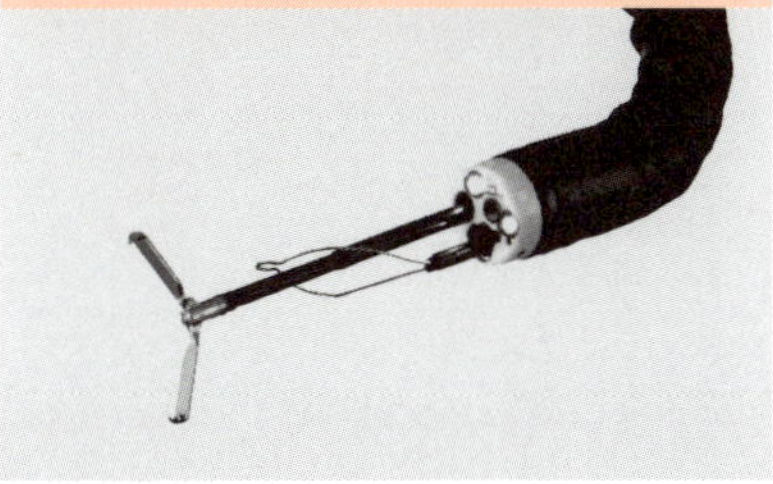

内視鏡画像観察はこれだけ進歩している

ハイビジョンの拡大内視鏡で良性か悪性かがわかる

内視鏡で見ることのできる画像は、電子スコープになってから、いちじるしい進歩を続けています。

先端についているレンズの下に、ＣＣＤセンサがあり、消化管の粘膜の状態をモニターで画像として見ています。このＣＣＤセンサを高画質のものにすると、粘膜の非常に細かい部分まできれいに見えます。いわゆるハイビジョン画像なので、胃の襞《ひだ》のしわ1本1本までよく観察できます。ハイビジョンカメラで撮影した番組をハイビジョン対応のテレビで観ると、質感もはっきりしますね。それと同じで胃の粘膜の質感がよくわかります。

このハイビジョン内視鏡に光学ズームが付いた拡大内視鏡があります。これもＣＣＤセンサの進歩で、高画質のデジタルカメラで撮影した写真は拡大してもモザイクパターンが目立ちません。ズーム機能付き内視鏡では約１００倍以上の拡大観察ができるため粘膜の表面がはっきり見えるようになりました。通常の内視鏡では平坦にしか見えない粘膜の表面に多くのくぼみが観察できます。粘膜表面構造（ピットパターン）といいますが、この表面構造をきちんと見ることで、病変が良性か悪性かの区別がつきます。

さらに最近では特殊光とよばれる、通常の光（可視光）ではない光を病変にあてて観察する検査があります。狭帯域光観察（NBI）、蛍光観察（AFI）、赤外光観察（IRI）、レーザー光観察などで、粘膜の浅いところの血管や表面の細かな模様などを強調し見やすくします。消化管のがんは粘膜表面から発生し、早期から異常血管（腫瘍血管）を作りだすので、粘膜の浅いところの血管を観察することで小さいがんの発見に役立ちます。

また、普通の光（白色光）で観察した画像をコンピューターで任意の波長をとりだして処理（分光処理：FICE）し、色彩の違いを強調させ病変の観察をします。さらにコンピュータによる画像処理で表面や辺縁、色彩などの強調処理をおこない、病気の部分を際立たせることもあります（i-SCAN）。

このような観察方法をおこなうことによって、病変がはっきりするだけでなく、その性質（良性か悪性か、炎症か腫瘍か）が推測できます。

● 内視鏡のノーマル画像

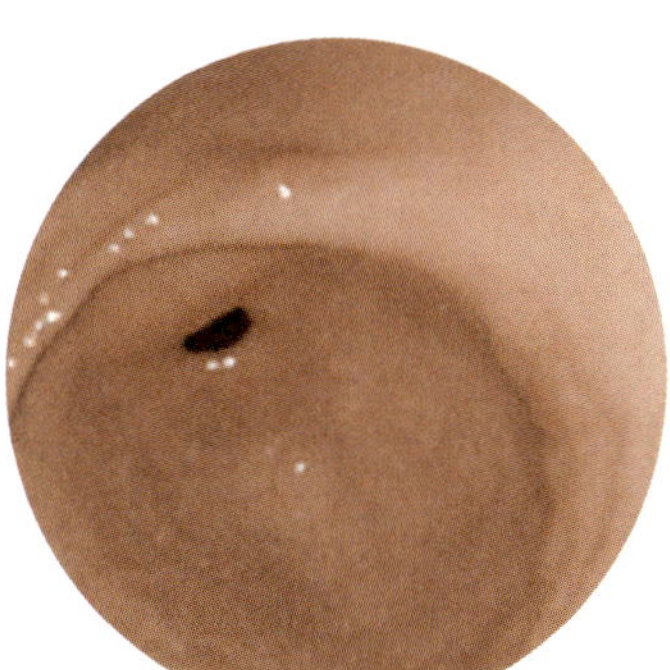

● 内視鏡のハイビジョン画像

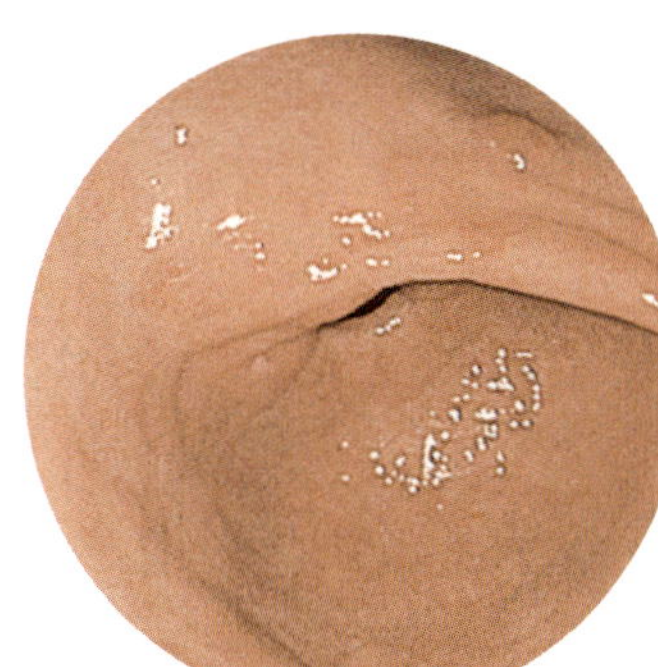

通常の内視鏡では平坦にしか見えない粘膜の表面も、ハイビジョン内視鏡では、細かい部分まで鮮明に見ることができる

内視鏡の意味と起源

ヒポクラテスも内視鏡を使っていた？

身体のなかをのぞく機器

そもそも、内視鏡とは、身体のなかをのぞく機器という意味です。

英語では「endoscope」といい、endoとは〝～のなか〟〝身体のなか〟、scopeとは〝倍率を変えて見る機器〟という意味で、日本語の〝鏡〟（たとえば望遠鏡）にあたります。

「endoscope」（内視鏡）という言葉が初めて使われたのはいまから約１６０年前。

１８５３年にフランスの泌尿器科医デソルモが、尿道や膀胱を観察する器具を製作して、「endoscope」と名付けたのが始まりです。

内視鏡の起源はヒポクラテスの反射鏡？

人間の身体のなかはどうなっているのか、のぞいてみたいという好奇心は、誰にでもあるでしょう。しかし、古今東西を問わず、医師にとって、それは患者さんの病気を治すための切実な願いです。

内視鏡の歴史をさかのぼれば、紀元前3世紀に編纂《へんさん》された医学書「ヒポクラテス集典」に行きつきます。ヒポクラテスは当時多かった痔の患者のために、肛門から直腸内を「反射鏡」で観察し、治療したといわれます。その器具は、その後一般に普及し、大噴火で消滅したポンペイの遺跡からは、ギリシャ時代の肛門鏡・子宮鏡が発見されたそうです。

内視鏡の発達の歴史①

初めて「胃鏡」で胃のなかを観察

最初の胃内視鏡は、大道芸人が試した長さ47センチメートルの金属管

現在の内視鏡の原型といえる「管を通して生体内を観察する」器具は1805年に、ドイツの医師ボッチニが製作した「Lichtleiter」(導光器)です。その名のとおり、ロウソクの光を管の先端に及ばせることによって、尿道や直腸、咽頭を観察できました。

生きている人間の胃のなかを初めて内視鏡で見たのは、ドイツ人医師クスマウルです。1868年、日本の明治元年にあたるこの年、彼は長さ47センチメートル、直径13ミリメートルの金属管を、剣をのみ込む大道芸人に頼んで挿入してもらいました。

この記念すべき内視鏡は「胃鏡」と名付けられました。

内視鏡の原型となった硬性胃鏡

クスマウルが作った「胃鏡」は現在の内視鏡の原型ではありますが、機能としては、胃のなかをのぞくだけ、観察するだけの道具でした。

その後、尿道鏡・膀胱鏡や胃鏡が医療のなかで徐々に実用化されていきましたが、それらは曲がらない、硬性の内視鏡ですから、患者さんの苦痛はいかばかりだったかと思います。胃鏡は胃や食道を破ってしまう恐れもあり、危険と隣り合わせの検査器具でした

内視鏡発達の歴史②

胃鏡から「胃カメラ」へ

先端が曲がる「軟性胃鏡」の登場

曲がらない胃鏡を改良し、先端の3分の1がある程度曲がるように設計されたのが、1932年発表のドイツの医師シンドラー(Schindler)の軟性胃鏡です。

シンドラーの胃鏡は、管の内部にいくつかレンズを配置して、豆電球で照明が当たる構造になっていました。先端が曲がるので前より胃のなかの広い範囲を見ることができました。

シンドラーは専属の画家に胃のなかをのぞかせて、絵に描かせ、それを教科書に載せました。すでに患者の咽頭に麻酔薬を塗って胃鏡を入れる方法がとられていましたが、それでも患者さんにとって胃鏡の検査は苦痛だったと思われます。

内視鏡も改良を重ねてきましたが、結局、胃の検査として実用化が広がったのは、バリウムを飲みレントゲンで撮影する方法でした。健康診断ではよくおこなわれています。

しかし、バリウム検査によるレントゲン写真では胃潰瘍や早期の胃がんを疑うことはできても、なかなか確実な診断はできません。そんななかで日本人によって発明されたのが「胃カメラ」です。

内視鏡開発の歴史

1805年	ボッチニ(独)が導光器を製作。尿道や直腸、咽頭の観察をおこなう
1853年	デソルモ(仏)が、尿道や膀胱を観察する特殊な器具を製作し、この器具に初めて内視鏡(endoscope)という名称をつけた
1868年	クスマウル(独)は、大道芸人に頼んで、初めて生きている人間の胃のなかをのぞき見る(「胃鏡」の製作)
1881年	ミクリッチ(独)により、初めて実用化された「硬性胃鏡」が作られる。それらの硬性胃鏡は、検査時にまったく屈曲のできないものであった
1898年	ランゲ(独)とメルチング(独)が、胃カメラの開発を試みるが、実用化は不可能であった
1932年	シンドラー(独)が初めて「軟性胃鏡」を発表した。先端に近い1/3の部分がある程度曲がる
1950年	オリンパス光学工業(日、現在のオリンパスの前身)の技術者が、世界で初めて胃カメラを開発。第1号を製作
1957年	ハーショヴィッツ(米)がファイバースコープを製作。リアルタイムで胃のなかを見ることができるようになった
1964年	ファイバースコープつき胃カメラがつくられ、胃のなかの写真をとることができるようになった
1983年	ビデオスコープの開発(米)により、テレビモニターで画像が映し出せるようになった
1985年	オリンパス(日)、超音波内視鏡により消化管の粘膜下の状態まで診断できるようになる
2002年	オリンパス(日)、ハイビジョン内視鏡システム製作。微小な病変も診断可能になる

参考資料：オリンパスHP

胃カメラから「電子スコープ」へ

胃カメラを発明したのは日本人だった

胃カメラの開発には、小型カメラをつくる技術、光のない胃のなかを明るくして写真を撮る技術など、さまざまな技術が必要です。

1950年、東大医学部外科医の宇治達郎医師がオリンパス光学工業（現・オリンパス）の杉浦睦夫氏、深海正治氏と共同で、胃カメラ第一号を製作しました。

試行錯誤の末にできた胃カメラは、軟性の管の先端にスパイカメラのような小型カメラを入れ、手もとの操作で豆ランプをフラッシュさせながらシャッターを押して写真を撮り、ワイヤーでフィルムを巻き上げるものでした。これは「ガストロカメラ」という名前で特許申請された、純国産の技術の結晶です。ガストロとは英語で胃のことです。

胃カメラという言葉が広く知れわたった背景には、「胃カメラ学会」（現在の消化器内視鏡学会）の設立もあったと思われます。

初めて胃カメラで撮影した写真には胃潰瘍が写っており、その患者さんを手術したところ、やはり胃潰瘍ができていま

● 世界初の胃カメラ

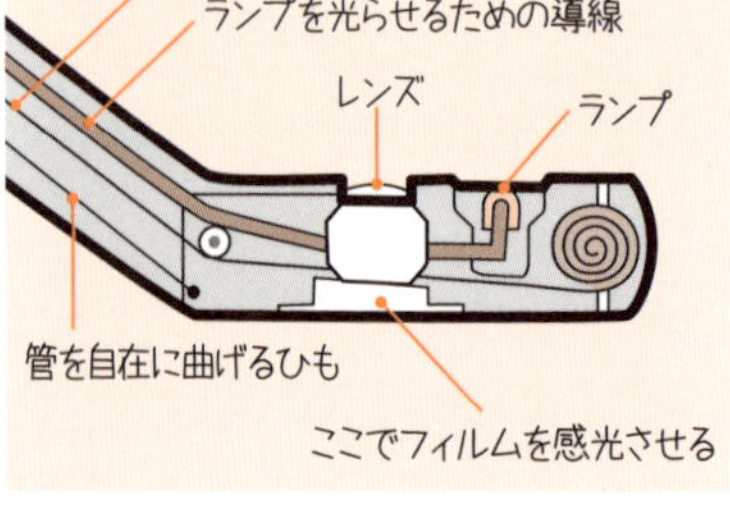

した。これが内視鏡検査がバリウム検査を超えた瞬間だったのかもしれません。

光ファイバー以降の内視鏡の飛躍的発達

その後1957年に、アメリカで、光ファイバー（光を通すガラス繊維のほそい管）を束ねることで、ファイバーの片方の画像をもう一方で見ることのできる「ファイバースコープ」が開発されました。

内視鏡は一気に実用化され、多くの臨床現場で使われるようになりました。

さらに電子機器の発達にともなって、最近では自由に曲がる柔らかい管の先端にCCDセンサ(ビデオカメラやデジタルカメラの眼)をとりつけ、モニターで観察する「電子スコープ」（ビデオスコープともいう）の時代となっています。それまで、検査する医師にしか、観察した画像は見られませんでしたが、電子スコープでは、モニターで他の医師や看護師、検査技師も見ることができるため、見落としも減らすことができます。また、CCDの進歩（高解像度化）により、画像がより鮮明になり、拡大画像なども実用的になりました。

胃カメラと内視鏡はどう違うの？

ところで、日本ではいまでも「内視鏡」のことを「胃カメラ」とよぶ人が多くいます。厳密にいえば、胃カメラ、ファイバースコープ、電子スコープはそれぞれ異なるものです。しかし、胃のなかをのぞく〝内視鏡〟という意味では同じなので、総称して内視鏡とよばれています。

実際にはもう「胃カメラ」は使われず、「電子スコープ」が使われていますが、一般の人に親しみやすい「胃カメラ」という呼称をいまも使う人が多いのです。

世界をリードする日本の内視鏡メーカー

医療用に使われる内視鏡は、日本のオリンパス、富士フィルム、HOYA（ペンタックス）で、世界の市場の90パーセントを占めています。なかでもオリンパスは70パーセントという圧倒的なシェアを誇っています。

◇オリンパス

「胃カメラ」の発売以来、内視鏡の世界では業界トップの企業です。内視鏡の進化の歴史とともにあるといっても過言ではないでしょう。大きな病院を中心にシェアは圧倒的です。

◇富士フィルムメディカル

総合医療機器メーカーとして大手で、東芝の医療機器部門などを吸収合併しています。経鼻内視鏡を開発し、世界に先駆けて市販しました。小腸内視鏡（ダブルバルーン）など先駆的な機器も開発しています。

◇HOYA（ペンタックス）

おもに開業医を中心にシェアを伸ばしています。日立メディカルと提携しています。操作部が小ぶりで扱いやすい、との評判です。

◇ギブン・イメージング

イスラエルの企業でカプセル内視鏡の大手です。

ほかにも韓国などにメーカーはあるようですが、日本ではおもに上記の会社が有名です。

内視鏡自体の基本的能力の差はそう大きくはありません。しかし、最新技術の搭載や、処置用の内視鏡はオリンパスが一歩抜き出ているようです。逆に小腸内視鏡は富士フィルムがリードしています。

（医療用の内視鏡から発展して、工業用の内視鏡がさまざまなところで活躍しています。航空、自動車、エネルギー、電子部品など、ほとんどの産業で、おもに検査や計測に用いられています）

PART 3

内視鏡検査を受ける前に
これだけは知っておこう

内視鏡検査を受けたほうがよい人とは？

内視鏡検査は、どこの病院でも受けられるというわけではありません。この章では、どこで、どんなふうに内視鏡検査を受けたらよいのかを説明します。

その前に、どんな人が内視鏡検査を受けるとよいのかをまとめておきましょう。

①症状がある

まず、内視鏡検査を受けてほしいのは、次のような症状がある人です。

胸痛、胸やけ、胃痛、胃もたれ、げっぷ、吐き気、嘔吐、吐血といった症状があれば、積極的に検査を受けましょう。

検査により、これらの症状の原因がわかり（診断）、適切な治療が受けられればもちろんいいことですが、さらに思わぬ病気も見つかることがあります。とくに早期がんなどは症状がない場合が多く、検査が発見の契機になります。

②家族、親族にがん患者がいる

親、兄弟姉妹、親族にがんになったことがある人が多くいるという方は、積極的に内視鏡検査を受けたほうがよいでしょう。

よく「うちはがん家系」という言い方をする人がいますが、実際は、すべてのがんが遺伝するわけではありません。むしろ、遺伝的な要因よりも環境要因、生活習慣などが原因でがんになるほうが多いのです。ただし、がんのなかには遺伝するがんがあることもわかってきました。胃がんにも遺伝しやすいがんがあります。

③がんの手術や治療をしたことがある

がんは再発や転移することがあります。がんで胃の部分切除をした人や、内視鏡治療をした人は、定期的に検査を受けることを推奨します。

④健診・検査で「要精検」といわれた

会社の健康診断や人間ドックのバリウム検査で〝要精検〟という結果が出た人や、胃がんリスク検診（ABC検診・46ページ参照）でA群以外の人は、内視鏡検査を受けましょう。また、バリウム検査で胃の形が変わっている（変形）ために毎年チェックされる人がいます。そのような場合は、はじめから内視鏡検査をすることをおすすめします。

内視鏡検査を受けたほうがよい人

1 症状がある	**2 家族、親族にがん患者がいた**
胸痛、胸やけ、胃痛、胃もたれ、げっぷ、吐き気などの症状がある	父母、兄弟、姉妹などでがんになったことがある人がいる
3 がんの手術や治療をしたことがある	**4 健診・検査で「要精検」といわれた**
がんは再発や転移することがあるので、定期的な内視鏡が検査が必要	健康診断やバリウム検査で「要精検」、がんリスク検診でA群以外の人

どこで検査を受けたらよいか？

検査のできる施設の探し方

検査を受けたいと思ったとき、検査できる施設をどのように探したらよいでしょうか。

昔と違い、大きな病院でなくても、町のクリニックでも内視鏡検査ができる施設はずいぶんと増えています。自分がふだんかかっているかかりつけ医がいれば、そのクリニックで内視鏡検査をしていなくても、主治医が適切な施設を教えてくれるはずです。

自分で探すときは、「胃腸科」、「消化器科」、「内視鏡科」と看板に書いてある（標榜《ひょうぼう》している）施設なら、より確実に内視鏡検査が受けられます。

さらに可能であれば「内視鏡専門施設」と明記した医療施設で検査を受けることをおすすめします。

これは、「消化器内視鏡専門医」に認定された医師がいることを示すもので、「消化器内視鏡専門医」に認定されるためには、日本消化器内視鏡学会のセミナーを受講するなど一定レベルの知識、業績があることを表わしているからです。通いたいと思う病院の医師名がわかれば、日本消化器内視鏡学会のホームページで調べることができます。

通常の検査や検診などは通院でできますが、治療的な内視鏡もあるかもしれないと予想される場合や緊急の場合は、入院施設がある病院を選ぶほうがよいでしょう。

検査できる施設の探し方

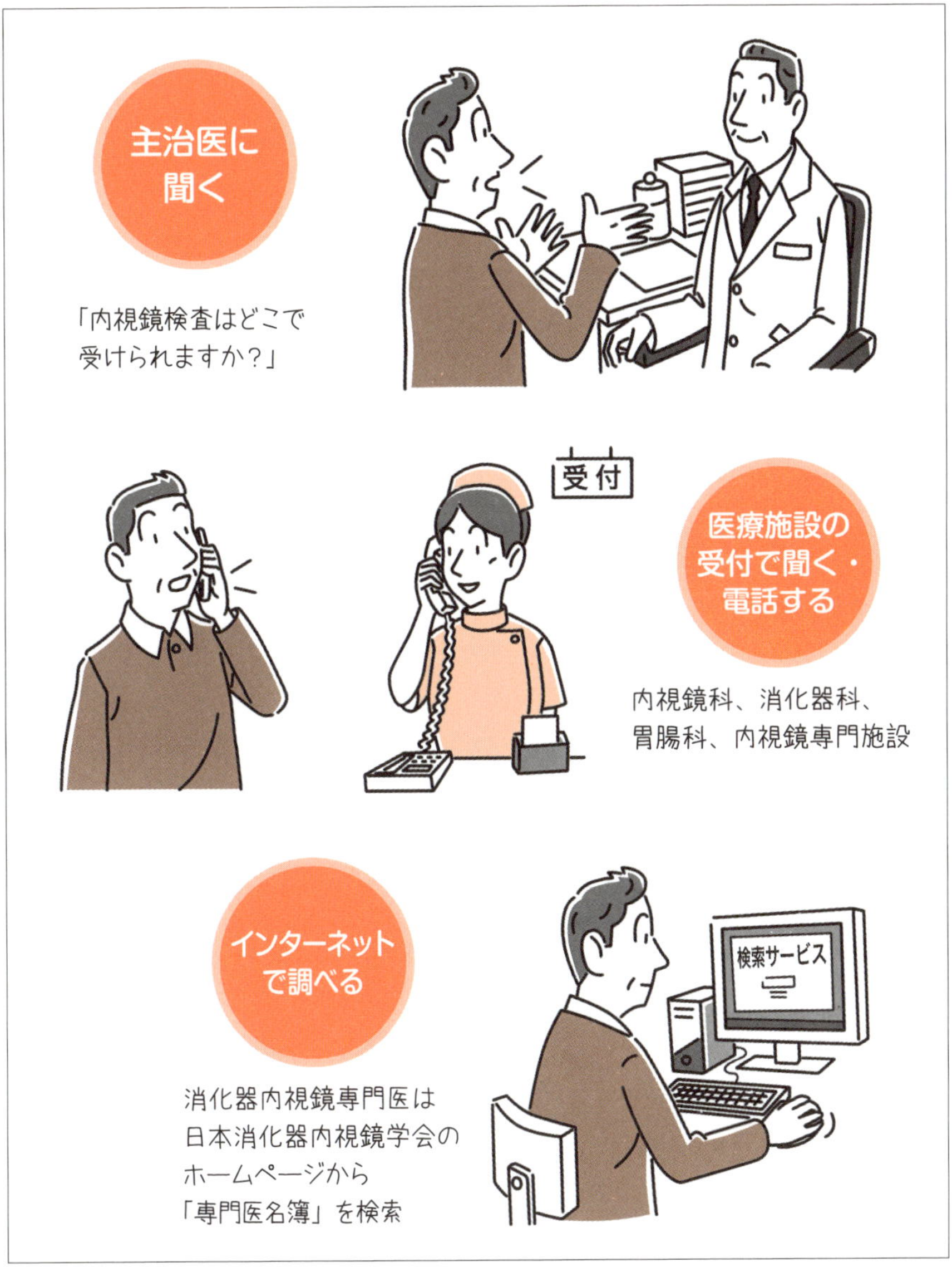
主治医に聞く
「内視鏡検査はどこで受けられますか？」
受付
医療施設の受付で聞く・電話する
内視鏡科、消化器科、胃腸科、内視鏡専門施設
インターネットで調べる
検索サービス
消化器内視鏡専門医は日本消化器内視鏡学会のホームページから「専門医名簿」を検索

検査を受けるまでどうなっている

検査を予約し説明を受ける

内視鏡検査は基本的に予約制です。

初めて受診する医療機関で内視鏡検査を希望する場合は、まず、受診するか受診の予約をします。その際には「胃内視鏡検査を検討している」と伝えましょう。

検査を受ける前に、医師による問診や、医師または看護師から、事前の準備の説明、使用する薬剤の説明があります（次ページ「問診で聞かれること」を参照）。

医師の診察の結果、内視鏡検査が必要と認められた場合は、なぜ、検査が必要なのか、どんな検査なのか、説明を受けてください。（次ページ「インフォームド・コンセントとは？」を参照）

検査前の食事、薬、服装は？

食道・胃の検査では、検査前日は夜9時くらいまでには夕食を軽くとり、それ以降は検査まで絶食が必要です。お水は飲んでも大丈夫ですが、牛乳やジュース、コーヒーなどは飲んではいけません。お茶、スポーツ飲料は、色が薄いものならOKです。ウーロン茶は胃の粘液を流し、観察しやすくなるという報告もありますので飲んでもかまいません。

朝、服薬する血圧の薬も問題ありません。

糖尿病の薬、インスリン注射などは低血糖の危険がありますので、当日朝の薬は休んでください。

脳梗塞、心疾患予防のため、血液をさらさらにする薬（抗凝固剤など）は必要に応じて検査前に休薬しますが、逆に薬をやめると危険と判断された場合は薬を継続して検査をする場合もあります。担当医とよく相談してください。

検査の日は、検査着に着がえる場合もありますが、通常の検査の場合は上着やセーターなどは脱いでリラックスできる格好でおこないます。ベルトは緩めます。女性のボディースーツのような、身体を締めつける下着は好ましくありません。

■問診で聞かれること

①既往症（いままでにかかった病気）
②いまかかっている別の病気
③飲んでいる薬の名前

すぐ思い出せないこともあると思いますので、家でメモを作っていくのがよいでしょう。薬の名前はメモ、現物、お薬手帳など、薬の名前がわかるものを持参してください。とくに、抗凝固薬（脳梗塞の予防などで、血液をさらさらにする薬、ワーファリンなど）は、薬の種類によって、休薬したりする期間が違うため、薬名が必要です。

インフォームド・コンセントとは？

どんな医療においても、医師と患者の信頼関係がなければ、検査や治療はうまくいきません。内視鏡検査・治療も同じです。

検査・治療を受ける前に、医師は次のようなことをわかりやすく説明するはずです。あなたはそれを理解したうえで、納得して検査・治療を受ける意思を表わすことが大切です。

その説明には、だいたい次のような内容が含まれています。

①病名・病態
②なぜ、消化器内視鏡検査が必要か
③実施しようとする検査・治療の具体的な内容
④内視鏡検査・治療で期待される効果
⑤内視鏡検査・治療で予想される危険性
⑥他の検査・治療の方法とどこがどう違うのか
⑦内視鏡検査・治療を受けなかったらどんなことが予想されるのか

検査当日の前処置

検査当日は、問診と検査手順の説明をおこないます。

前処置として、胃の動きを止める薬やのどの刺激を抑える麻酔剤を使いますので、事前にそれらの説明を受けます。

胃の動きを止めるには、現在、次の3つの薬が使われています。

ブスコパンという薬（注射）は多く使用されていますが、緑内障や前立腺肥大の人は、眼圧が上がったり、前立腺がもっと肥大して、おしっこが出なくなったりすることがあります。不整脈がある人はドキドキ感が強くなったりします。

グルカゴンという薬も注射することがありますが、この薬は、ある種の高血圧（褐色細胞腫）には使用してはいけませんし、血糖が変動する人もいます。

最近は注射しないで、ミント水（ミンクリア）を検査中に胃のなかにまいて動きを止めることもあります。

この3つのなかでは、ブスコパンがもっとも効果的で良好な検査ができますが、何を使用するかは担当医とよく相談してください。

内視鏡を挿入したときに、のどが刺激されて吐きだしそうにならないよう、のどにキシロカインスプレーという麻酔薬をスプレーして麻酔をします。

アレルギーのある人（歯医者で注射したら具合が悪くなったことがあるなど）は、担当医に必ず話してください。

鼻から内視鏡を挿入する場合は、鼻に麻酔をします（鼻の穴にキシロカインを噴霧、キシロカインゼリー付きの柔らかいチューブを入れ鼻の穴を広げておくなど）。

緊張が予想される場合に鎮痛剤や鎮静剤を希望すれば、検査前に注射をします。鎮痛剤や鎮静剤を投与すると、少し眠い状態で、検査を受けることになります。検査中の安全のために点滴をすることもあります。

検査室でおこなうことは？

■検査の流れ

①胃粘膜をきれいにする目的で白い液体（プロナーゼ、重曹、ガスコンを含む）を飲みます。

②検査台に乗る前にベルトをゆるめ検査台の上で、左側を下にして横向きに寝ます。

③胃の運動を止める薬（ブスコパンやグルカゴン）、緊張を和らげる薬（鎮痛剤や鎮静剤など）を注射します（おこなわないこともあります）。

④キシロカインスプレーにより、のどの麻酔をします。

⑤マウスピースをくわえます。

⑥内視鏡が口より挿入され、検査が始まります。

検査の内容は？

食道・胃・十二指腸をくまなく見ます。病変を見やすくするために、色素（食道などにはルゴール液、胃などにはインジゴカルミン、メチレンブルーなど）をまきます。

生検といって、粘膜を採取し、顕微鏡で見て、良性・悪性などの最終判定をしたり、ヘリコバクター・ピロリ菌の培養検査をします。

狭帯域光という特殊な波長の光を当てて、ズームで拡大して観察することで、もっと細かい異常を見つけることもあります。

治療や処置については後述します。

◎組織検査

内視鏡検査で見えているものがいったい何なのか、悪性のものか、良性のものかを最終的に判断するのが病理検査です。そのために組織採取をします。この組織を取ることができるというのが、内視鏡検査のもっとも大きなメリットです。

組織採取（バイオプシー）は鉗子を使って生体組織をちぎり取ります。といっても、粘膜は痛みの神経がないので痛くありませんし、組織も2ミリメートルぐらいの大きさなので、小さい傷あとが残る程度です。

しかし、血液がさらさらになる薬を飲んでいる人は、このくらいの傷でも出血が続くので、注意が必要です。

切り取った組織は、顕微鏡で観察（病理検査）し、良性・悪性などの判断をします。

◎色素検査

内視鏡の検査の際に、消化管の粘膜にいろいろな色素系の液体を噴霧または散布して、粘膜の表面にある病変を見やすくする方法です。簡単に紹介しましょう。

よくおこなわれるのが「コントラスト法」でインジゴカルミンという薬剤を散布します。これにより凸凹《でこぼこ》が強調されます。内視鏡検査ではライト（光源）が二つあるので影が消されますが、逆に凸凹があまり見えません。色素をまくことでこの欠点を補っています。

「染色法」は、薬剤が粘膜に吸収されて染色されるのを見るものです。メチレンブルーやトルイジンブルーなどの薬を使うと、胃の粘膜が変化した「腸上皮化生粘膜」という病変が染色され観察しやすくなります。

「反応法」は特殊な粘膜に反応する性質を利用したもので、代表は食道がん診断に使うルゴール液です。早期の食道がんを診断するときに使います。この方法では、ルゴール液をまくと食道粘膜に含まれているグリコーゲンが反応し（ヨードの反応）茶色くなりますが、がんの細胞部分はグリコーゲンが含まれていないので色が変わりません。

また、色素ではありませんが酢酸《さくさん》（お酢です）を早期胃がんにまいて大きさや性質を判断することがあります。酢酸をまくと、粘膜は白色に変わりますが、がんの部分は白くならず赤みが残ります。

胃がんの診断では、酢酸とインジゴカルミンを両方まいて、がんとがんでないところの境界をくっきり際立たせることもあります。

画像強調観察（拡大内視鏡診断）

色素検査も画像強調検査ですが、最近では内視鏡の機械自体で見える画像をデジタル処理して観察することが増えてきました。

何を観察するかというと、おもに血管です。がんは自らの増殖のため、血管からの栄養補給を増やそうとして、多くの血管（異常血管）をつくるからです。

各内視鏡メーカーからいろいろな方式がでています。フジノンのＦＩＣＥ、レーザー光観察、ＨＯＹＡペンタックスのi-scan、オリンパスからは狭帯域光法（ＮＢＩ）、蛍光法（ＡＦＩ）、赤外光法（ＩＲＩ）などです。

私がよく使用している狭帯域光法は、内視

鏡から出る光の波長を絞って見ることで、粘膜内の血管などがより鮮明に観察できます。さらに、光学ズームで血管を拡大し、血管の形から、早期がん病変の範囲、大きさや性質を判断します。

超音波内視鏡

内視鏡装置の先端部分に超音波の端子が付いている特殊な内視鏡を使います。

これで粘膜の奥の情報や消化管周囲の断面像を見ることで、病気の性状の診断やがんの広がり、リンパ節腫大の状態を調べることができます。他にも胆のうや膵臓を検査することもあります。

超音波内視鏡

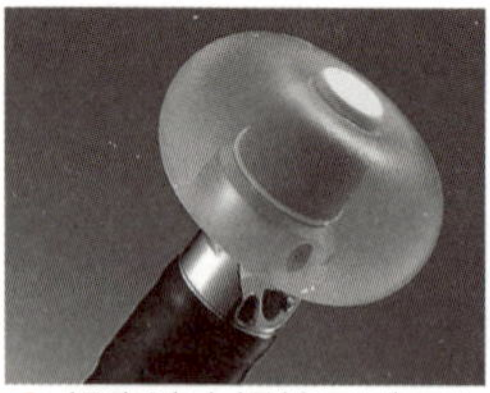

● 超音波内視鏡ラジアル先端

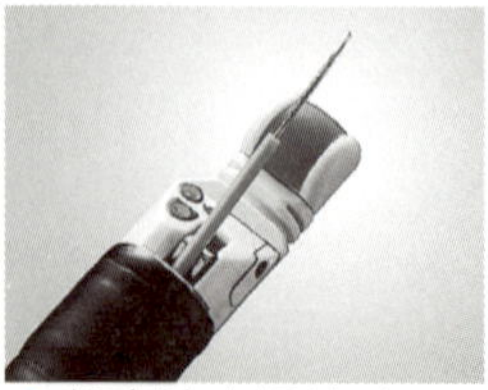

● 超音波内視鏡（コンベックス)先端Needle

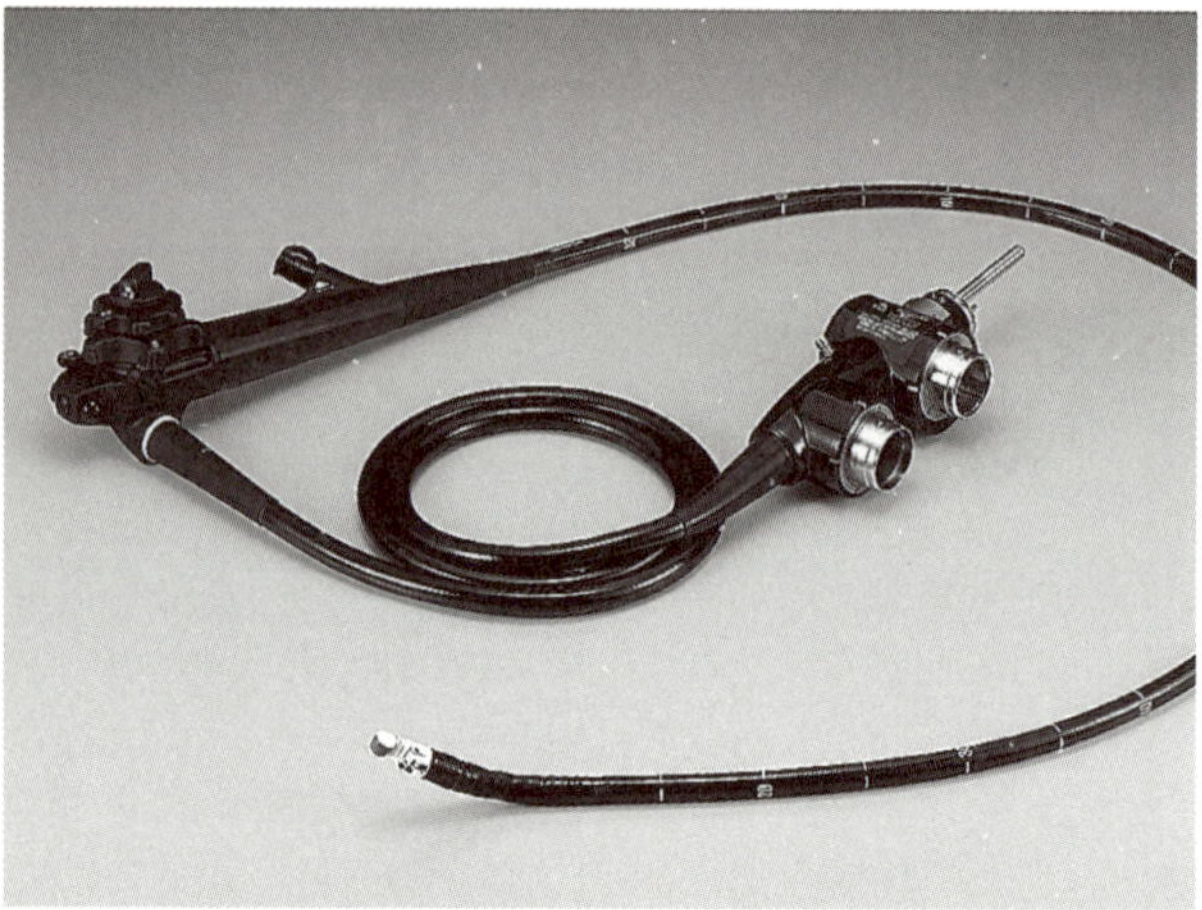

検査時間

通常の検査は15分くらいです。

色素をまいたり、組織を取ったり、拡大観察したりすると、多少時間が延びます。

内視鏡治療をするときは、もっと時間が長くかかります。

検査後の注意事項

検査終了後は、緊張だけでなく、胃の動きを抑える薬の影響で動悸《どうき》、ふらつきを感じることがあります。また、鎮痛剤や鎮静剤を使った場合には眠気やふらつきがより強く、長く続く場合がありますので、休んでから帰ったほうがよいでしょう。

気分が悪くなったときは、医師、看護師、技師に申し出てください。車の運転は厳禁です。

のどの麻酔が切れるのに1時間ぐらいかかります。麻酔が残っている間にいきなり飲んだり食べたりするとむせます。少しの水で試してからにしましょう。

組織採取や、ポリープを取るなどの処置をしたあとは、出血することがあります。大量の血を吐いたり、黒い便が出たら、ただちに病院に連絡しましょう。出血予防のため検査当日はアルコールを控えて、刺激の強い食べ物も避けてください。

精密検査で色素をまいた場合、たまに尿が青くなったり便が青みを帯びたりすることがありますが、一時的なことですから心配は無用です。

費用

保険がききます
保険点数1点は10円になります。
1割負担の方は点数×1円、3割負担の方は点数×3円で計算します。
実際は、前投薬などの薬剤を使いますので、もう少しかかります。

他に、ポリープを取るなどの処置をしたときの保険点数は表2のようになります。

内視鏡で治療や処置をする場合は、単なる検査よりもやや高額です。入院しておこなう予定の内視鏡手術などはＤＰＣ（診断群分類包括評価）方式支払いになっていることがあります。各施設に問い合わせてください。

（「ＤＰＣ方式」とは、病名や手術の有無などによって病気の種類を分類し、その分類ごとに１日あたりの医療費が決められるという方法です。その病気と入院日数に応じて費用が計算され、その間にどのような注射や検査、投薬がおこなわれても費用は変わりません）

(表 1) 検査点数

食道ファイバースコピー	800点
胃・十二指腸ファイバースコピー	1140点
拡大内視鏡＋NBI加算	+200点
内視鏡下生検 (1臓器につき)	+310点

例）内視鏡検査を受けて、胃の早期胃がんを発見して、拡大観察で精密検査をして組織採取すると　2450 点で 3 割負担の方は 7350 円です。

(表 2) 治療点数

食道早期悪性腫瘍粘膜下層剥離術	22100点
食道静脈瘤硬化療法	8990点
胃早期悪性腫瘍粘膜下層剥離術	18370点
胃早期悪性腫瘍粘膜切除術	6460点
胃早期悪性腫瘍ポリープ切除術	6230点
内視鏡的消化管止血術	4600点
内視鏡的胃ろう造設術	10070点

内視鏡治療を受けるまでの流れ

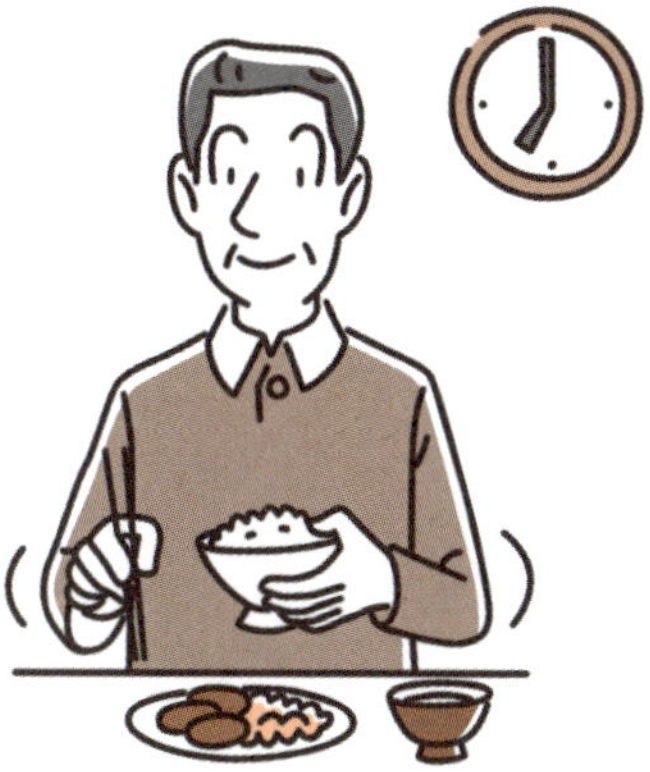

①検査前日は早めに軽く夕食をとり、それ以降は絶食します

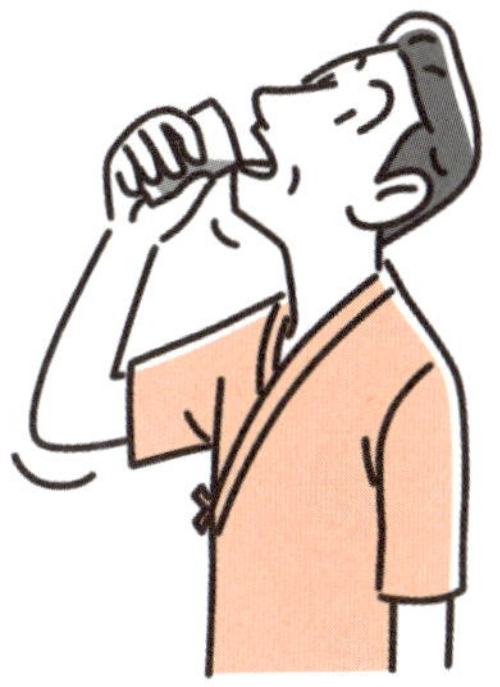

②検査当日の前処理として、ガスコン水（胃のなかをきれいにする）を飲みます

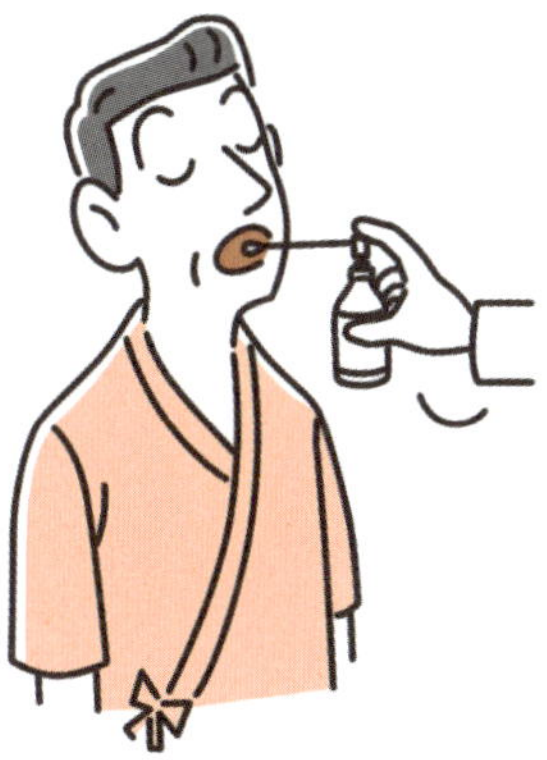

③胃の動きを止める薬を注射したあと（最近は注射をしないこともある）、のどに麻酔薬をスプレーする

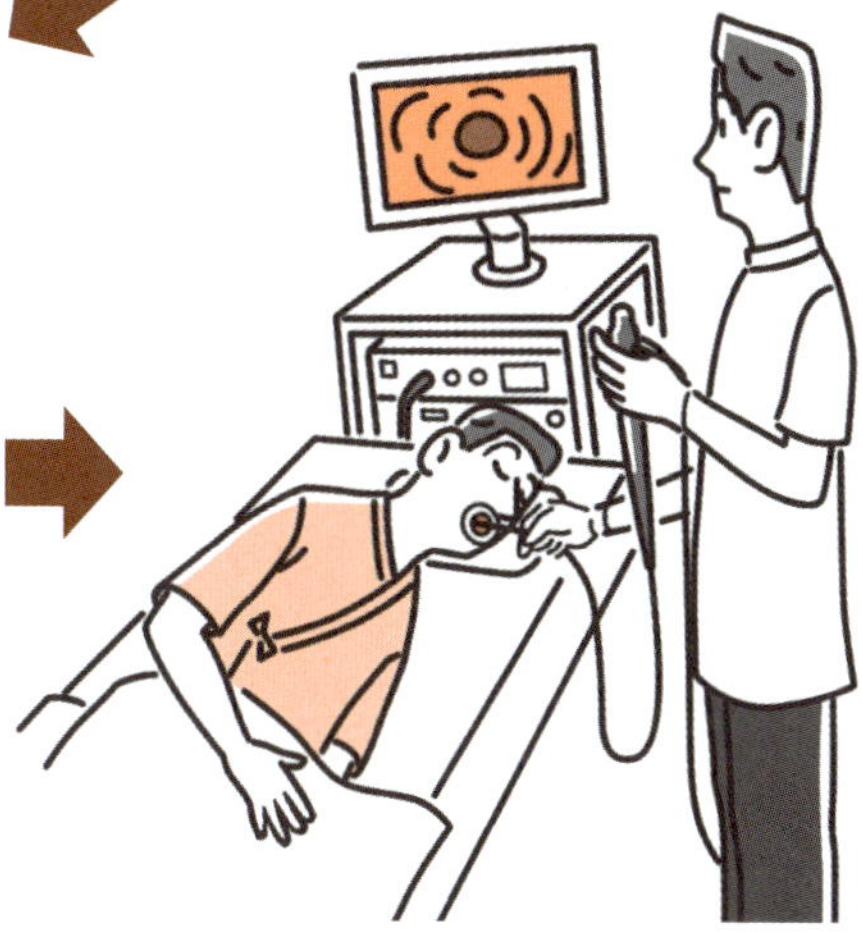

④マウスピースをくわえ、内視鏡を挿入し検査が始まります

内視鏡検査のじょうずな受け方

内視鏡を苦痛なしに受けたい

内視鏡検査時の苦痛は舌を圧迫し、のどの奥を内視鏡が通るときに起こる「反射」(「おえっ」となること)、のどを管《くだ》が通ることによる「異物感」、胃が空気でふくらむことによる「膨満感」(「げふっ」となる)、内視鏡が胃のなかを動きまわることによる「異物感」(「ごそごそ」する感じ)などからなります。また、検査のあともおなかが張って、げっぷやおならが出たりするので困ります。

その対策としては、機器を工夫するいわばハード面の対策と、薬剤など投与して苦痛を和らげるソフト面の方法があります。

鼻を経由することで舌を圧迫しない(経鼻内視鏡)、内視鏡を細くすることで圧迫感をなくす(細径内視鏡)はハード面の対策といえます。

もう一つは、胃に炭酸ガスを送り込んでふくらませて、検査中や検査後の胃腸の張りを楽にする方法があります。

ソフト面では、鎮痛薬を注射して胃腸の張った感じや内視鏡が動く違和感を軽減する、鎮静剤や麻酔剤などを使用し、検査自体をなるべく感じないようにするなどの手段があります(セデーションといいます)。

◎経鼻内視鏡

食道・胃・十二指腸を見る内視鏡は通常口から挿入されますが、鼻の穴から挿入する内視鏡もあり、それを経鼻内視鏡といいます。鼻から入れるので舌の奥やのどの壁に当たりにくく、嘔吐反射が軽減します。また、鼻を通過するため細く作られているので、のどの違和感も少なく、会話も可能です。

ただし、この内視鏡は管を細くしたため、画質の低下や水を出したり吸ったりする能力が劣ります。また鉗子の穴がどうしても細くなるので、いろいろな鉗子が使えず、精密な診断や処置には不向きです。

観察を中心とした、スクリーニング検査（人間ドックなど）に適しています。

とはいえ、鼻が狭く、極端に曲がっている人、鼻出血しやすい人には使用できないこともあります。

◎炭酸ガス

内視鏡検査時は、胃などをふくらませて観察するため、通常は大気（空気）を内視鏡を通して送気しています。これが検査後もおなかが張って、げっぷが出たり、おならが出る理由です。その対策として、大気のかわりに炭酸ガス（二酸化炭素）を使用します。

二酸化炭素は、空気に比べ体内への吸収は100倍以上もあるからで、すぐに吸収され、肺から排出されます。

そのため検査中に胃が過度にふくらむ時間が短くなり、検査後はおなかの張りが速やかに消失し、痛みや苦痛がぐっと減ります。食事も早くに普通に食べられるようになります。

◎セデーション

セデーション（Sedation）とは〝鎮静剤や鎮痛剤の投与によって苦痛をやわらげる処置〟のことです。内視鏡検査の場合は〝薬を使って、なるべく苦痛のない検査しましょう〟ということになります。苦痛だけを取り除きたいので、患者さんを麻酔で完全に眠らせることが目的ではありません。

鎮痛剤としては塩酸ペチジン（商品名オピ

スタン）がよく使われます。

これは、医療用麻薬（商品名オピオイド）の一種で、オピスタンを注射することで、意識はなくなりませんが、不安や恐怖心を軽減します。鎮痛作用により感覚が低下しますので、かなり楽に検査が受けられます。しかし、終了後すぐに動いたりすると、ふらつきや吐き気が起こるので、終了後はしばらく休んでいただきます。

鎮静剤としてはジアゼパム（商品名セルシン、ホリゾン）、フルニトラゼパム（商品名ロヒプノール、サイレース）、ミタゾラム（商品名ドルミカム）などがあります。

鎮痛効果は少ないものの、睡眠作用が強いので、〝寝ている間に検査・治療が終わる〟ことが多く見られます。たまに、検査自体を覚えてないこともあります。呼吸が浅くなったり、血圧や脈の変動が出現するので、十分な監視のもとで使用します。終了後も数時間は安静、監視が必要です。


最近ではプロポフォールやプレセディクスという薬をときどき使います。強い鎮静剤で麻酔薬でもあります。

内視鏡で治療をおこなう場合は、内視鏡を飲む時間が長時間になりますので、鎮痛剤＋鎮静剤を積極的に使います。通常の検査では、患者さんの希望によって、オピスタン、またはオピスタン＋鎮静剤を使います。

薬を使う欠点としては、検査後しばらくは安静が必要で、その日１日は念のため、おとなしくしている必要があるということです。

薬の副作用による重大な事故はかなり減っていますがゼロではありません。どの薬を使うかは、医師と相談してください。

不安なく内視鏡検査を受けるコツ

まずは検査を受けるにあたって、体調を整えておいてください。また、過度の緊張は、ささいなことで身体が敏感に反応してしまうので、リラックスすることが大切です。

不安をなくすために、いちばん大切なことは、検査の説明をよく聞いて、どんなことをするのかを理解しておくことです。そして、疑問があったら、どんどん聞くようにしましょう。医師に聞きづらくても、看護師さんや検査技師さんがいますから、遠慮なく聞いてください。

併発症

併発症とは〝医療上の検査や治療にともなって生じる不都合な症状〟のことで、これは、患者さんの体質、体調によって起こることもあります。たまたまでも起きたら、お互い困ることです。

上部消化管の内視鏡検査全体で、０・００７％の併発症があります。

胃や腸に穴が開いてしまう（穿孔《せんこう》といいます）のは、０・００１８％、出血してあとから治療が必要になったり、輸血したりするのは、０・００１５％、その結果死亡してしまうのは０・０００４５％（10万人中４・５人）といわれています。

通常の観察を目的とした検査では非常に少ないのですが、内視鏡で治療をおこなうようなときは確率が上がります。

検査で使う鎮静剤や麻酔薬（商品名キシロカイン）、胃の運動を止める薬などの薬剤によるショック症状が０・０００４５％（10万人中４・５人）といわれています。

本当にまれなことなのですが、事故が起きないように、医師は前もって、飲んでいる薬やアレルギーについてしつこく尋ねたり、内視鏡操作に時間をかけ慎重におこない、細心の注意を払っています。

内視鏡の消毒について

１９９０年代に、日本消化器内視鏡学会

で「胃カメラ後急性胃炎」という病気が発表されたことがありました。胃カメラ検査を受けたあとに急性胃炎になったのです。これは胃カメラを介してピロリ菌が患者さんから患者さんへ移ったためです。

現在は感染症を引き起こす病原体をすべて死滅させる「高レベル消毒」により、内視鏡機器を消毒するということが定められています。

PART 4

世界の最先端をいく内視鏡治療

おなかを切らずにがんを治す

早期発見、早期治療を可能にした内視鏡

消化管のがんの治療とは

がんには、早期発見の有効ながんと、そうではないがんがあります。

消化管のがんは、早期に見つけるほど根治（＝再発しない）の可能性が高くなることがわかっています。

とはいっても、消化管のがんが見つかった場合、治療の基本は手術です。ですから手術で治るかどうかをまず考えます。手術で取れないような離れたところにがんが飛んだ場合（転移といいます）、化学療法や放射線療法なども考えます。

内視鏡手術ができるがんとは

それでは、内視鏡的切除ができる早期のがんとは、どのようなものでしょうか。

内視鏡治療というのは、局所治療です。つまり、その場でとどまっているがんでないと取れません。また、壁深達度（浸潤の程度）が浅いことが必要です。深くても取れないことはありませんが、穴が開いてしまうこともあります（穿孔）。そのため十分観察して、場合によっては超音波内視鏡を使い、浸潤の深さを見きわめます。

もうひとつの条件は、消化管の外に転移がないことです。転移があるようなら内視鏡手術は無力です。壁深達度と転移はある程度関

係があるので、浸潤の深さを知ることで転移の予想はつきますが、判断に困るときはCT検査などをおこない、胃の外の状態を調べる必要があります。

内視鏡手術のメリットは

切除できるがんであれば、一番確実な治療は手術療法です。しかし、たとえば食道がんは、手術になると何か所も体を切開して大掛かりになることが多いのですが、内視鏡で治療できる早期がんならば、身体に負担の少ない治療が可能となります。上部消化器の内視鏡による切除術は、身体の負担の軽減、治療時間の短縮、コストの負担の軽減など患者さんにとって大変メリットのある方法です。

内視鏡切除術ができない早期胃がんも

早期胃がんとは、壁深達度（浸潤の程度）が粘膜と粘膜下層までのがんと定義されています。

がんが粘膜下層まで浸潤していると、10パーセントの確率でリンパ節転移があります。

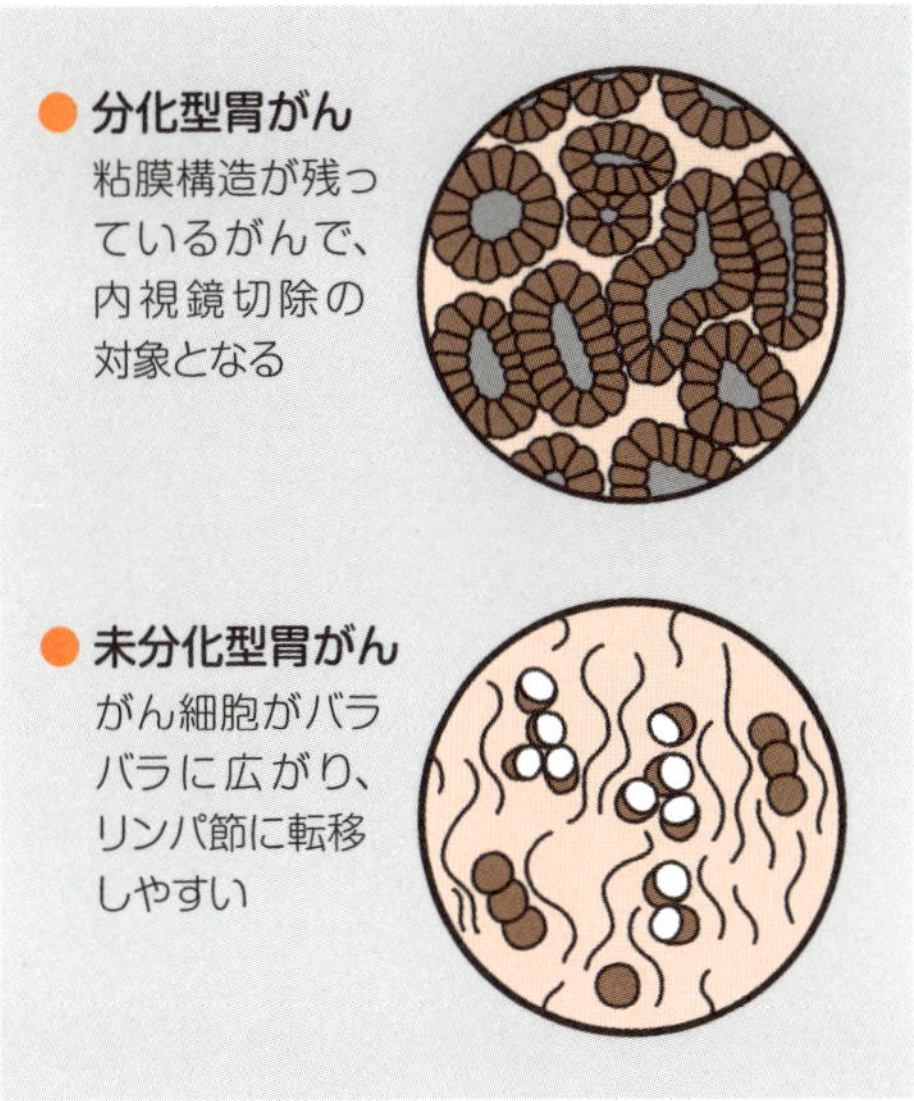

粘膜構造が残っているがんで、内視鏡切除の対象となる

がん細胞がバラバラに広がり、リンパ節に転移しやすい

ですから、内視鏡による切除は粘膜のなかにとどまっているがんが対象となります。がんの大きさと浸潤の深さは相関することが多いですし、がんのなかに潰瘍（粘膜の深い傷）があると、粘膜が薄くなるためか、リンパ節転移が起きやすくなります。

もうひとつ、がんの組織型も関係します。組織を顕微鏡で見たとき粘膜構造の残っている〝分化型がん〟より、粘膜構造が少なく、バラバラになっている〝未分化型がん〟は転移する確率が高いため注意が必要です。

このように深さだけでなく、大きさ、潰瘍の有無、組織型などを考えて、確実に治療できる早期がんを内視鏡治療の対象とします。

もっと基準が厳しい 食道がんの内視鏡切除術

早期食道がんとは、壁深達度が粘膜のなかにとどまっているものをいいます。食道粘膜は薄いため、がん細胞が早期に転移しやすいため、胃がんより基準が厳しいのです。

さらに、内視鏡で確実に治るがんとなると、もっと厳しく、粘膜のなかでも表面から3分の2くらいまでの深達度のものが対象となります。

また、大きさだけでなく周在性も関係します。〝周在性〟とは、消化管を輪切りにしたときに、一周３６０度のうち、がんが占める割合のことで3分の2周（２４０度くらい）までなら対象になります。

もちろん、リンパ節などに転移がないと判断すれば、多少浸潤していても、大きくても、全周性（３６０度ぐるりとがんがある）でも治療することはあります。その場合、ある程度の再発の可能性（＝リスク）はあることを知っておいてください。

胃がんの壁深達度

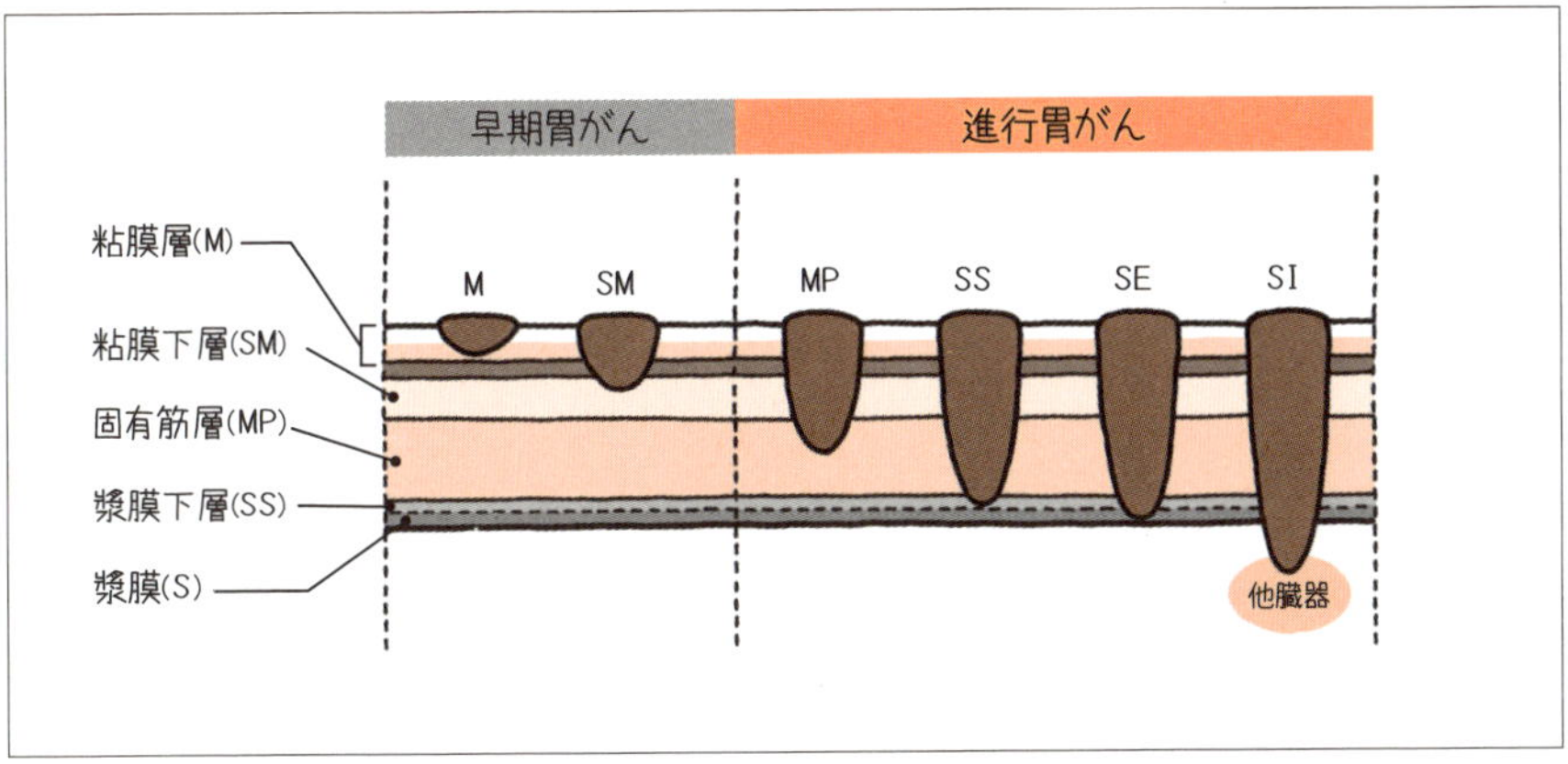

食道がんの壁深達度

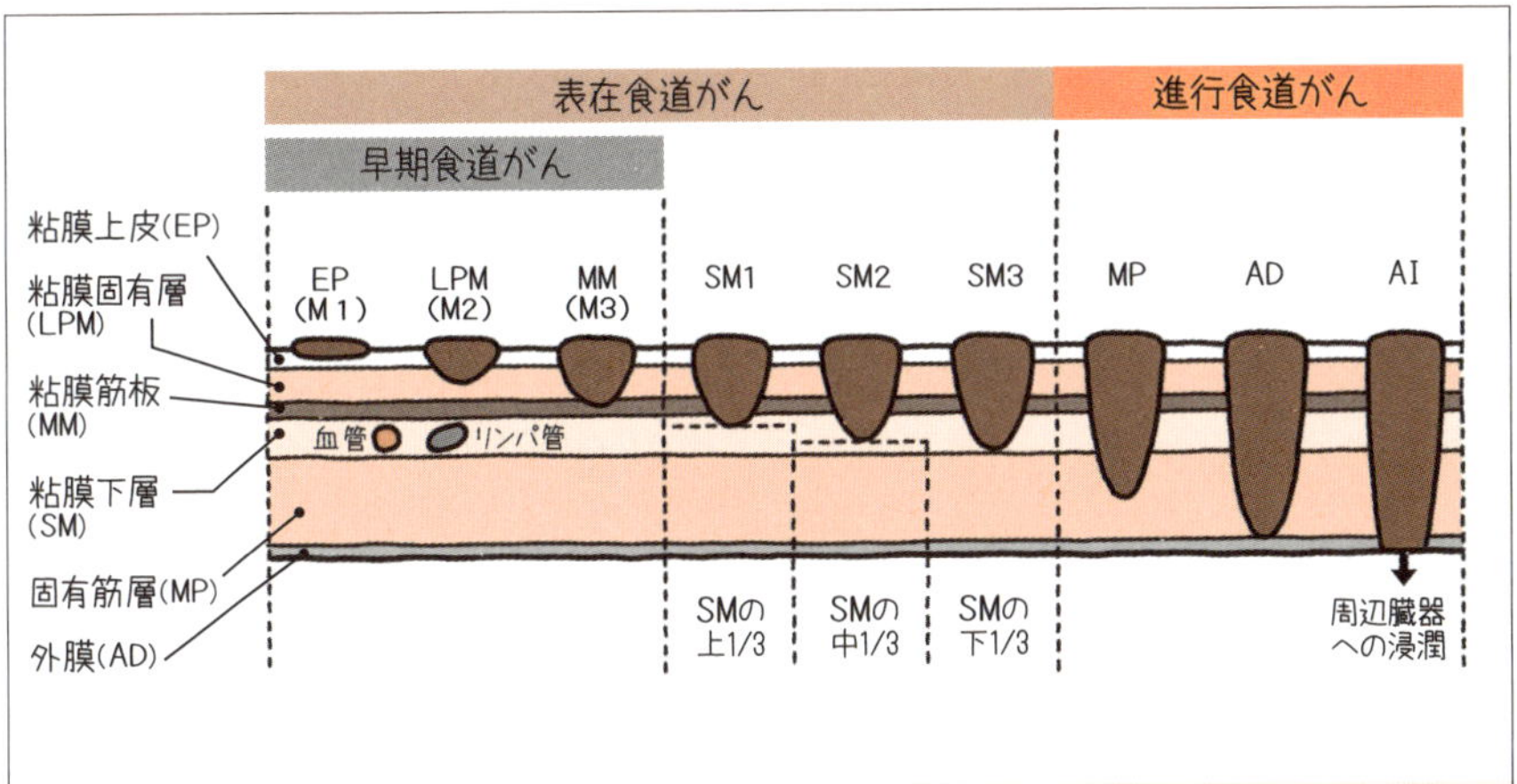

食道がんの内視鏡治療の適応

食道がんでは、壁深達度がM1、M2という非常に浅い部位までで、なおかつ周在性が3分の2以下のものが適応となります。リンパ節転移がないと診断されれば、壁深達度がM3やSM1、壁深達度M1、M2で周在性3分の2以上のがんでも、内視鏡治療の適応となります（上図参照）。

切除の仕方で変わる内視鏡切除術の種類

胃がんや食道がんなどの、上部消化管に対する内視鏡を使った治療法には、ポリープ切除（ポリペクトミー）、内視鏡的粘膜《ねんまく》切除術《せつじょじゅつ》（EMR）、内視鏡的粘膜下層《かそう》剥離《はくり》術（ESD）などがあります。これらの方法で、早期がんや、ポリープを取り除くことができます。

ポリペクトミー（ポリープ切除）

出っ張っている病変（がんやポリープ）を切除する方法です。出っ張りの根元にスネアと呼ばれるワイヤーを投げなわのようにかけ、根元を絞め、高周波電流を流し焼き切ります。病変の根元の径が10ミリ程度の小さなものが適応（対象）で、切除時間は10～15分くらいです。切除した病変部位は、回収して組織検査をおこない、良性・悪性の判断をします。

ポリペクトミーはワイヤーのサイズに限界があるため、一度に切除できる大きさは直径2センチメートルくらいまでです。そのため、それより大きい病変は2回、3回と繰り返して切除しなければなりません（分割切除）。病変がばらばらになって切除されるため、病理学的な組織検査は不充分となりがちです。また、取り残しの可能性もありますので、再発が心配です。そのため小さめの病変が対象になります。

内視鏡的粘膜切除術（Endoscopic Mucosal Resection：EMR）

病変がひらべったいものやへこんでいるものは、そのままではワイヤーはかかりません。そこで、生理食塩水などの液体を病変の下の粘膜に注入し、ポリープのように出っ張ってきたところを、ワイヤーを掛けてポリペクトミーのようにして根元を絞めて、高周波電流

内視鏡的粘膜切除術

● ポリペクトミー

スネアにポリープを通す
スネアを絞り、通電しポリープを切除する
鉗子でポリープを回収

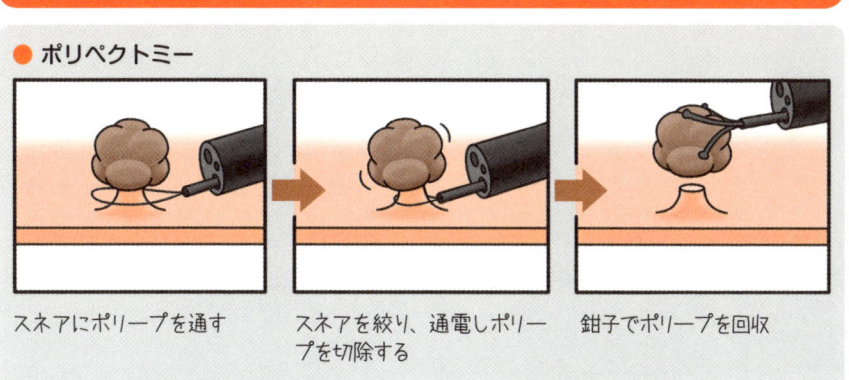

● 内視鏡的粘膜切除術（EMR）

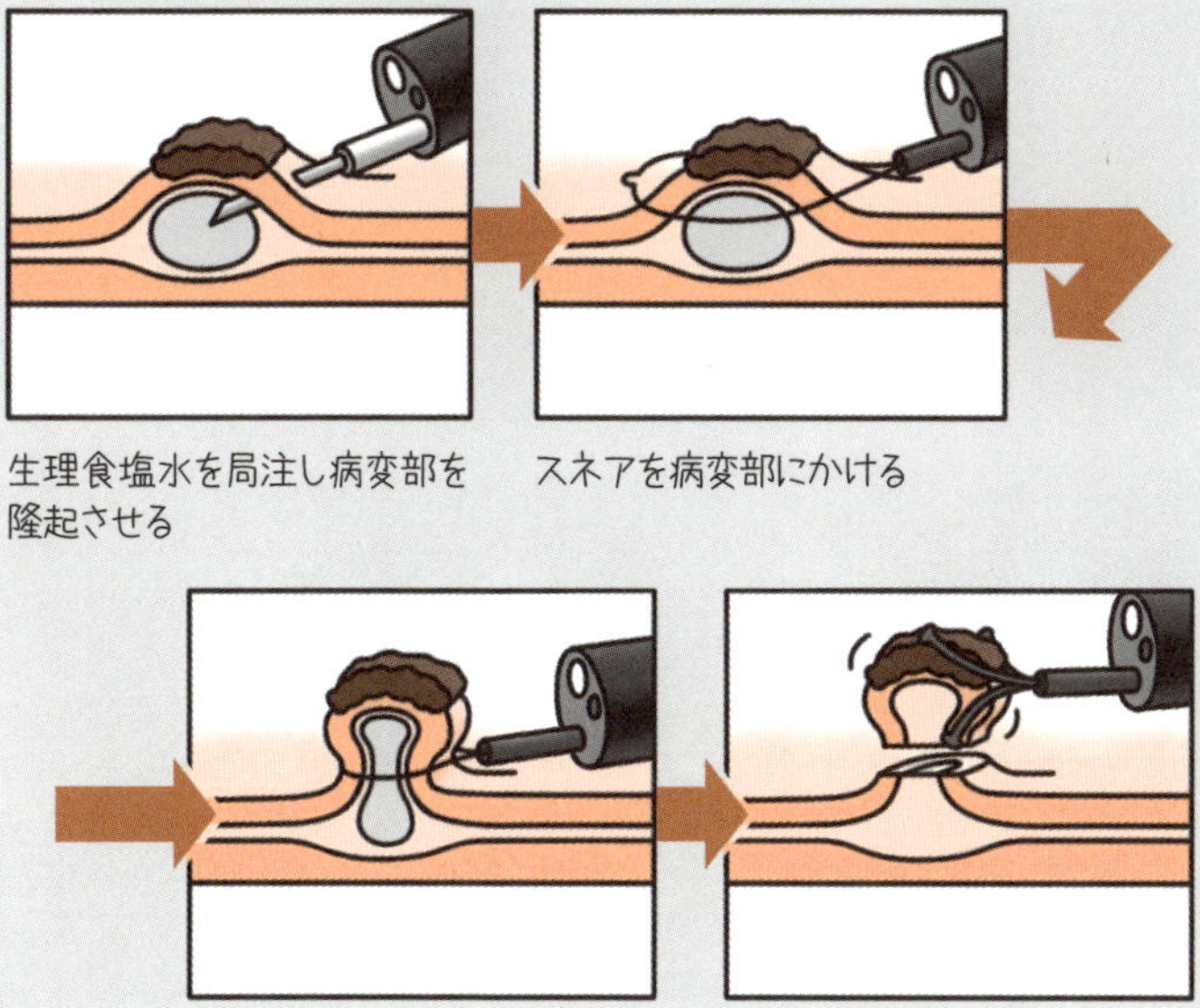

を流して焼き切ります。その手技を内視鏡的粘膜切除術（EMR）といいます。

この手技の利点は、液体を注入すると粘膜が筋肉から浮くため、切除したときに消化管に穴が開くことを防いだり、液体に止血剤（血管収縮剤）を混ぜたりすることで出血を防ぐことができる点です。食道や胃の早期がんは出っ張っているものより平たいほうが多いので、小さいがんはおもにEMRで治療します。

EMRの手技はいくつかありますが、大きく2通りに分けられます。1つは、ワイヤーを引っ掛ける際に、把持鉗子《はじかんし》（つまむもの）で切除部位を引っ張り上げる方法。もう1つは、内視鏡の先端にキャップ（フードともいう）を装着し、切除部位を吸引して引っ張り上げる方法です。いずれも引っ張り上げてポリープ状にしてなるべく大きく切除しようという工夫です。ポリープ切除と同様にワイヤーを使うので、取れる病変の大きさはせいぜい2センチメートルくらいです。それより大きい病変は分割切除になります。1回のEMRの時間は10～15分ほどです。

内視鏡的粘膜下層剥離術（Endoscopic Submucosal Dissection;ESD）

大きめの病変をまとめて取る（一括切除といいます）ために考え出されたのが、内視鏡的粘膜下層剥離術（ESD）という方法です。粘膜の下に液体を注入後、内視鏡から高周波メスを出し、粘膜を剥がし取る技です。病変の周囲の粘膜に電気メスで切れ込みを入れ、病変の粘膜を剥がし取る方法です。ワイヤーを使わないので、切除する病変の大きさの制限はありません。大きな固まりをまとめて切り取ることができるため、病理学的な検査が十分でき、治療効果の正確な判定ができます。

切除できる大きさに制限はないとはいえ、早期であっても非常に大きいがんや、また小さくても悪性度が高いがんなどはリンパ節転移なども考えられるので、治療を選択する際には一定の基準を設けておこなっています。

治療は、内視鏡の先から出した小さなメス

で少しずつ切っていくため、病変の場所や大きさにもよりますが、治療時間はだいたい1〜3時間くらいかかります。大手術のように6時間、あるいは2日にわたって治療することもあります。

また、口から体内に内視鏡を含んでいる時間が長いので、鎮痛剤・安定剤などは通常より強い薬を多く使う必要があります。

内視鏡的切除は通常、内視鏡室でおこなうことが多いのですが、長時間かかることが予想されたり、全身管理が必要な場合は手術室で、全身麻酔をかけておこなうこともあります。また、切除する範囲が大きいと、切除によってできてしまう潰瘍も大きくなってしまいますので、臓器に穴が開いたり、出血してしまうなどの危険も増します。

内視鏡的粘膜下層剥離術（ESD）

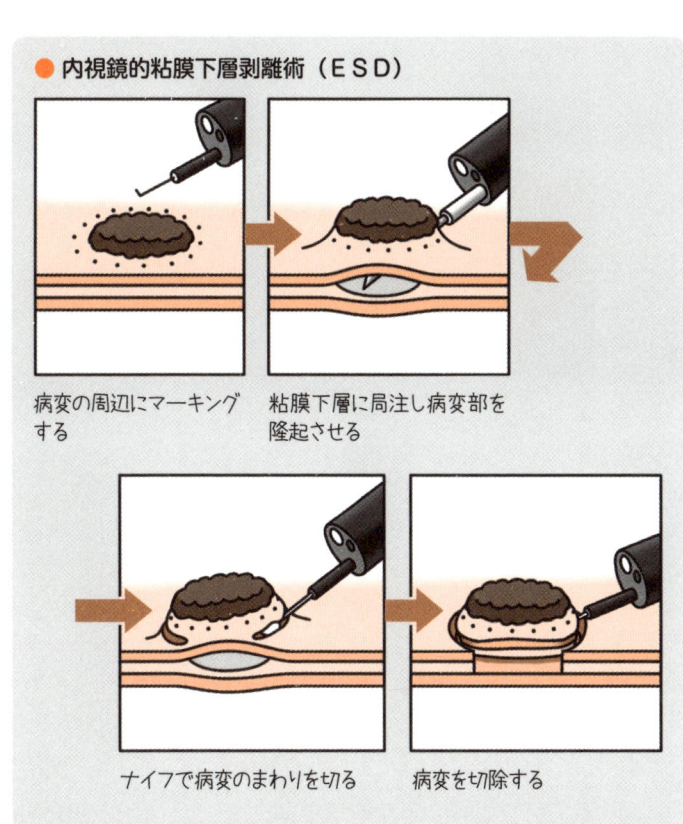

病変の周辺にマーキングする

粘膜下層に局注し病変部を隆起させる

ナイフで病変のまわりを切る

病変を切除する

内視鏡治療に関わる入院・ケア・退院後は？

内視鏡治療後はどのように過ごせばいいのか

内視鏡で病変を切除すると、がんやポリープはなくなりますが、切除した部位は傷がつきます。これは、人工的に潰瘍をつくってしまうことと同じです。

そのため、しばらく傷の経過を観察しなければいけません。

内視鏡治療後は、ポリープなどで、切除範囲が小さいものであれば日帰りが可能なこともありますが、通常は約1週間の入院が必要です。切除範囲が広ければ、もう少しかかることもあります。

治療後はまず、食事をとらずに安静にします。その後、内視鏡などで検査をおこない、出血や穿孔（穴があくこと）などの合併症があるかどうかを確認し、問題がなければ食事を開始します。食事は、最初は重湯（流動食）から始め、徐々にふつうのお粥《かゆ》にしていきます。それと同時に、胃潰瘍の薬もしばらく服用します。

潰瘍（切除の傷）は、退院後も完治するには時間がかかります。そのため、退院してからも2週間くらいはアルコールや力仕事、激しい運動、熱い風呂などは避けてください。たばこもできれば控えたほうがいいでしょう。

内視鏡治療後のフォロー 自宅でどう過ごせばいいか

組織の検査で完全に切除できていたと判明しても、定期的な内視鏡検査によるフォローは必要です。治療した部分は問題なくても、ほかの部分に、がんやポリープができることがよくあるからです。

組織検査の結果、がんが残っている可能性があれば、再度内視鏡による治療をおこなうことがあります。また想定外に浸潤（進行）していた場合は、追加手術が必要です。

食道がんの治療後の場合は、まれに潰瘍が治ったのちに食道が狭くなることがあります（食道狭窄）。そのような場合は、狭窄の治療が必要です（104ページ参照）。

胃がんの治療後は、ヘリコバクター・ピロリ菌の感染の有無を検査し、菌がいれば除菌治療をすすめます。

Column

消化管は身体の外か？ 内か？

胃や腸は身体のなかにあります。そう考えますよね？

身体のなかというのはさまざまな臓器が詰まっています。臓器というのは大なり小なり、細胞の集合と血管、神経などのセットで構成されています。このような臓器の集合体を保護しているのが皮膚です。

皮膚をなぞっていくと口から口のなかの粘膜、消化管の粘膜につながっているのがわかります（肛門からでもよいですけど）。つまり、消化管の粘膜は皮膚と同様に臓器をおおっているものなのです。

そう考えると、胃のなか（腸のなかも）は臓器の詰まっている身体にとっては身体の外の空間（体外）といえますね。

治療のメリット・デメリット

がんの場合の再発率は？

内視鏡治療のメリット 何がすぐれているのか

内視鏡治療の最大のメリットは、なんといっても胃を残せることです。

開腹手術で胃を切り取ると、容量が小さくなってしまうので、1回の食事量は少なくなります。また、胃切除後症候群という、さまざまな後遺症がおこることがあります。胃をすべて残すことができれば、胃切除後症候群の心配もなく、食事量も内容も健康な人と変わらず、もっとも望ましい治療法といえます。

開腹手術をすると、最低2週間程度の入院が必要ですが、内視鏡治療なら半分の期間で済みます。さらに治療費の自己負担額も、開腹手術は内視鏡手術の倍の、10～12万円ほどになります。また開腹手術は全身麻酔をおこなうため、わずかですが合併症を発症する可能性もあります。

内視鏡治療、おもにESDについてのデメリットは

内視鏡治療、とくにＥＳＤは、高度な技術を要します。医師は技術の修得に努めなければなりませんが、標準的な習得方法などはとくにないため、〝腕〟は医師のやる気と自信に左右されます。そのため、同じ内視鏡専門医でも、上手な医師とそうでもない医師が存在します。

また、内視鏡による治療時は内視鏡が体内に入っている時間が長くなります。苦痛もそれに比例して増大しますが、鎮痛剤、鎮静剤などをうまく使用し、軽減を図ることは可能です。しかし通常の検査に比べて併発症の確率は増します（85ページ参照）。出血や穿孔が起こらないよう、また併発症を起こさないよう、細心の注意を払うようにしています。

内視鏡手術の再発率 開腹手術より優位なのか

内視鏡手術の対象となるがんは、基本的に脈管（リンパ管、血管）にもがんが及んでいないものです。治療ガイドラインでは、過去の多くの手術症例の検討から、がんの大きさや形、潰瘍の合併のあるなし、病理組織の型など、内視鏡治療の対象となるがんは決められています。つまり、再発しないはずのがんを選んで内視鏡治療をしています。

しかし、実際は本人や家族の希望で適応（対象）でないがんを治療することもあります。また、治療後に組織検査の結果を見て、適応（対象）ではなかったがんであることが判明することもあります。その場合は、追加手術をおこないますが、さまざまな事情により手術を拒否されたり、身体的に開腹手術ができなかったりすることがあります。このような患者さんは再発することが考えられますが、それがどの程度なのかはわかっていません。

もうひとつは、内視鏡でがんを切除したときに、取り残す可能性があることです。これを「遺残《いざん》」といいます。大きめのがんの場合、内視鏡ではひと固まりで切除できない場合があります。そのときには、いくつかに分けて切除することになりますが（分割切除）、その場合にがんの遺残が起きやすくなるといわれています。その確率は約2パーセントとなっています。

消化器の止血にも使われる内視鏡

内視鏡を使った止血術は3種類

がんやポリープ以外の消化器の病変にも、内視鏡治療がおこなわれます。その代表的なものが、消化管からの出血を止める治療です。消化管からの出血をおこす疾患は、１０３ページに示したものがあります。

症状や検査により消化器からの出血が見つかった場合、必要に応じて内視鏡止血術がおこなわれます。

内視鏡止血術は、大きく分けて3種類。薬物による方法、熱凝固による方法、そしてクリップなどを使った機械的な方法があります。

食道静脈瘤破裂の2種類の止血法

食道静脈瘤破裂《じょうみゃくりゅうはれつ》による出血の内視鏡治療法は、食道静脈瘤硬化療法（Endoscopic Injection Sclerotherapy：ＥＩＳ）と内視鏡的静脈瘤結《けつ》紮《さつ》術（Endoscopic Variceal Ligation：ＥＶＬ）があります。

ＥＩＳは、内視鏡で静脈瘤（静脈がこぶのようにふくらんだ状態）を確認しながら、内視鏡から注射針を出して静脈瘤に刺し、血液を固める薬（硬化剤）を注入して静脈瘤が破れないようにする方法です。

ＥＶＬは、静脈瘤を内視鏡で確認しながら、こぶの根元をゴムバンドで縛り、血液の流れを止める方法です。ＥＩＳと比べて患者さんに負担が少なく、簡便で安全性にすぐれていますが、再発も多いとされています。緊急時におこなうことが多い治療法です。

最近では両方を併用することもあります。

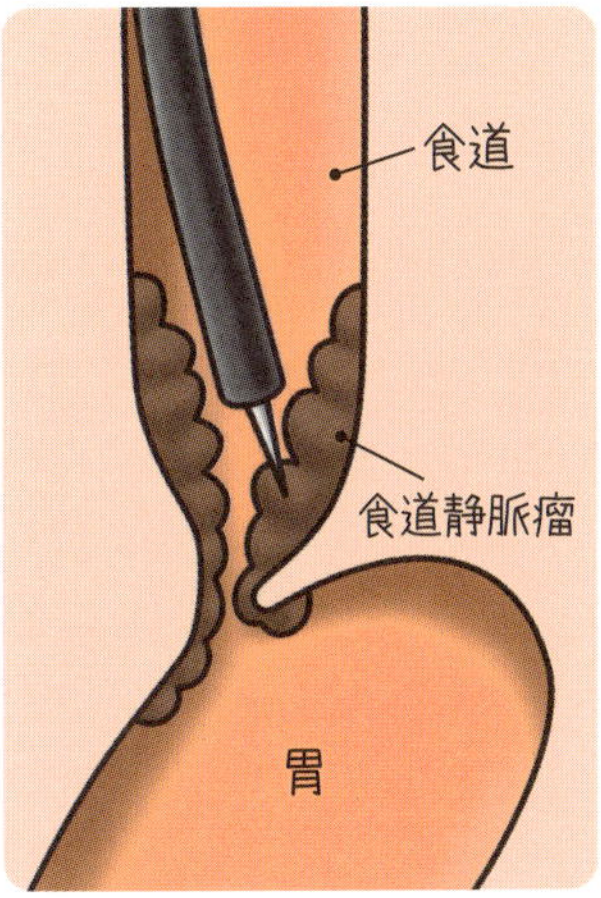

● **食道静脈瘤硬化治療（EIS）**
静脈瘤に血液を固まらせる薬を注入し、静脈瘤を固める方法

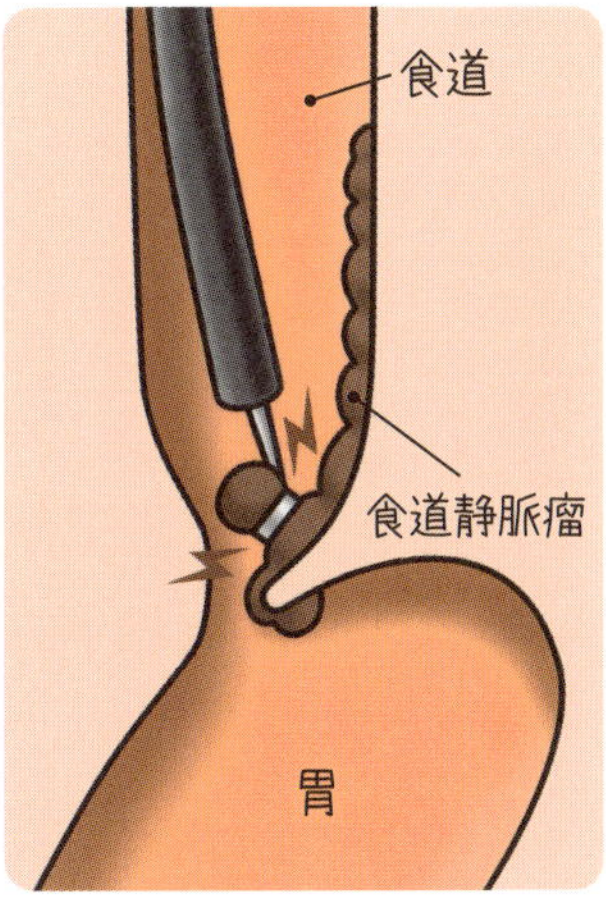

● **静脈瘤結紮術（EVL）**
静脈瘤の根元をゴムバンドで縛り、血液の流れを止める方法

胃潰瘍、十二指腸潰瘍の熱凝固による止血法

出血している胃潰瘍、十二指腸潰瘍を中心とした上部消化管の出血に対しては、次のような方法で熱を放出し、出血箇所を固めて止血します。

● **高周波電流法**：出血部を内視鏡の鉗子でつまみ、その部位に電気メスの機器より高周波電流を流し、発生する熱によって組織を凝固止血します。

● **アルゴンプラズマ凝固法（APC）**：内視鏡を通して細いチューブを入れ、その中に特殊なガス（プラズマ化したアルゴンガス）を流します。そのガスに高周波電流を流し、組織に触れずに電気凝固を起こします。広く浅い領域を焼くことができます。

● **ヒートプローブ法**：先端に特殊発熱ダイオードが組み込まれた鉗子を、血管の周囲に軽く押し当てて熱で組織を固め、止血します。

●**レーザー法**：専用のプローブ（チューブ）を使って出血部に軽く接触させ、レーザー光線をあてて焼いて、出血を止めます。

●**マイクロ波法**：電子レンジで使われるマイクロ波という電磁波を発生させ、出血部にマイクロ波を伝導するプローブを内視鏡に通して組織を熱で固めます。

はさんだり圧迫したり締めたりする、機械的止血

器具を使って機械的に止血する方法です。

●**クリップ法**：出血している血管や粘膜を見つけて、内視鏡の鉗子孔を通してクリップ装置をいれ、その部分を挟み込んで止血します。

●**バルーン法**：内視鏡の先から縮めた風船を出し、目的の部位でふくらまして圧迫し、止血します。

●**結紮法（留置スネア、EVL）**：ポリペクトミーで使うスネア（ワイヤー）や、食道静脈瘤の治療EVLで使うゴムバンドで締めて止血します。

消化器出血全般に用いられる薬剤局所注入法

組織を固めたり、血管の収縮作用を起こしたりする薬剤を、内視鏡で出血部を確認しながら、長い注射針で注射して止血する方法です。次のような薬剤を使用します。

●**高張Naエピネフリン（HSE）法**：高張ナトリウム（高張食塩水）で組織を圧迫し、エピネフリンで血管収縮させ止血します。

●**純エタノール法**：99・5パーセント濃度のエタノールによる強力な脱水作用により、血管を収縮させます。

●**シアノアクリレート法**：医療用のアロンアルファ（接着剤）で組織を接着、固定します。

●**フィブリン接着剤**：血液を凝固させるタンパク質を集めた血液製剤で、組織を接着固定させます。

薬剤をスプレーする薬剤散布法

出血している部位の表面に、薬剤をふりかける方法です。薬剤には次のものがあります。

●**トロンビン**：血液を固まらせる酵素の一つで、この酵素の作用により止血します。内視鏡で見ながらトロンビン液を噴霧します。飲み薬もあります。

●**アルギン酸ナトリウム**：もともとは胃の粘膜を保護する薬です。どろどろの液状のものと、粉状のものがあります。

●**スクラルフェート**：同じく胃の粘膜を保護する薬です。

消化管出血の原因となる疾患は

消化管出血に内視鏡治療がおこなわれる上部消化器疾患は、次のものがあります。

食道の疾患	食道静脈瘤、食道炎、食道腫瘍、マロリーワイス症候群
胃の疾患	胃潰瘍、急性胃粘膜病変、吻合部潰瘍、デュラフォイ潰瘍、胃静脈瘤、胃がん、胃粘膜下腫瘍（胃平滑筋肉腫、GIST）
十二指腸の疾患	十二指腸潰瘍、十二指腸炎、憩室、血管腫、十二指腸乳頭部がん

内視鏡を使った止血術も健康保険が利きます。

診療点数は「内視鏡的消化管止血術、4600点」となっていますので、1割負担なら4600円、3割負担なら、4600点×3＝1万3800円となります。

食道や十二指腸が手術などで狭くなったら

狭窄を内視鏡で治療する拡張術

内視鏡で可能な拡張術とは

拡張術とは、狭くなって食事などが通りにくくなった状態（これを「狭窄《きょうさく》」といいます）を拡げる治療です。

食道や十二指腸はもともと内腔が狭いため、狭窄しやすく、症状が出やすいところです。胃の場合は大きな袋ですが、入り口（噴門部）と出口（幽門部）近くに病変があると、狭窄し、症状がでます。

狭窄を起こす原因疾患には、良性のものと悪性のものがあります。良性のものは、生まれついて狭くなっている先天性の状態、炎症や潰瘍が治ったあとに起こる瘢痕《はんこん》（傷跡）によるもの、または治療（手術による吻合部《ふんごう》、放射線治療による炎症、内視鏡治療による潰瘍）のあとに起きるものがあります。

悪性のものは、おもにがんです。食道がんや胃がんだけではなく、他から転移してきたがんが原因のこともあります。

良性疾患に対する拡張術は、バルーン拡張術とブジー法の2種類があります。

◎バルーン拡張術

内視鏡を狭くなった部位の手前まで挿入し、内視鏡で観察しながらバルーン（風船）のついた拡張機器を入れ、風船をふくらませることによって狭窄部を広げる方法です。

◎ブジー法

内視鏡を用いて、狭くなった部位に先にガイドワイヤを通しておき、これを利用してブジーと呼ばれる円錐状の筒を、細いものから順次太いものに交換しながら入れて、狭窄部を拡張していく方法です。

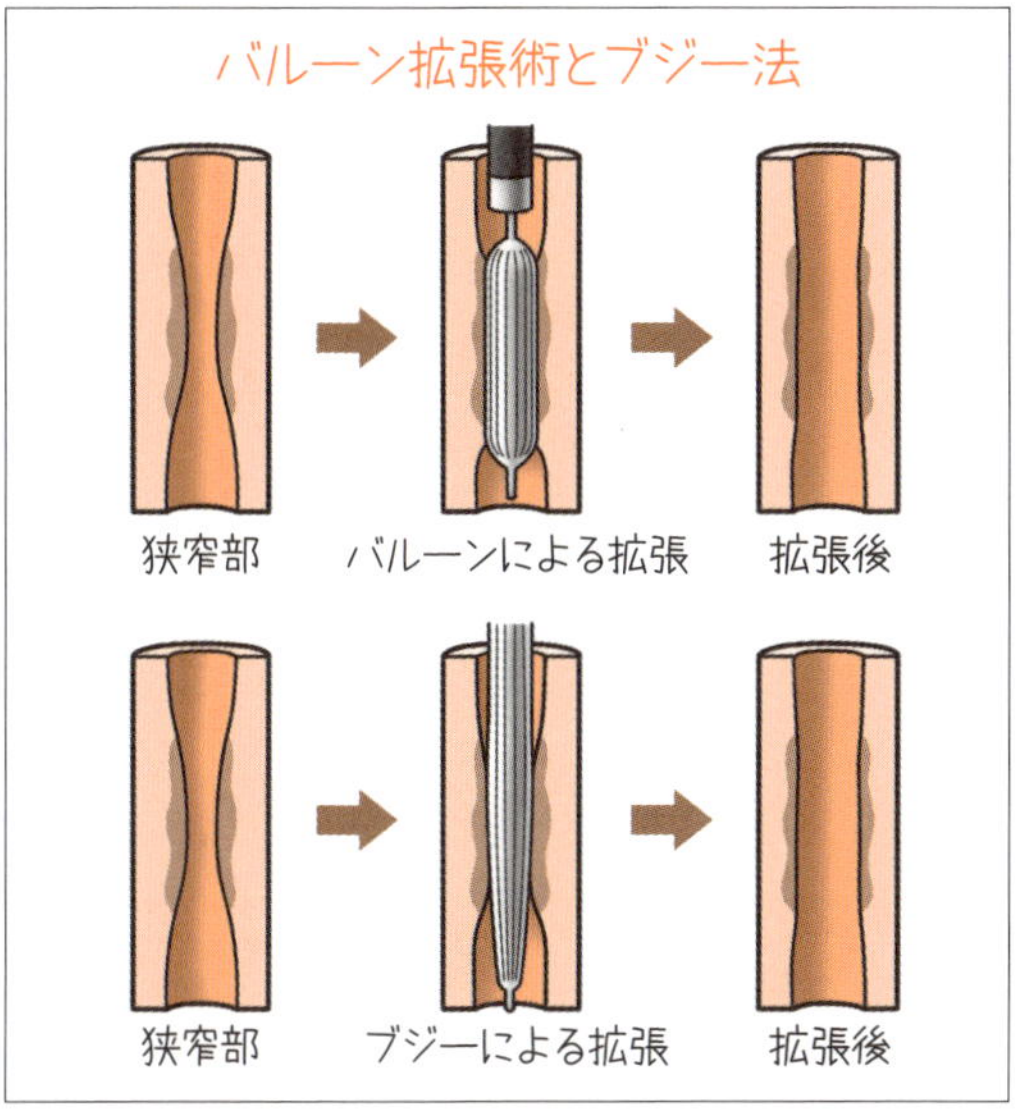

がんによる食道狭窄を治療するステント挿入術

進行したがんによって、食道などが狭くなったときに、食事が通るようにする治療です。がんの緩和《かんわ》治療のひとつです。

ステントとは、形状記憶合金を網目（メッシュ）状に編んで、開くと筒の形になる医療器具です。使用前は細いチューブ（3～4ミリメートル程度）に格納されています。内視鏡で見ながら、がんにより狭くなった部位に、畳んで小さくなっているステントを挿入し、その場所でチューブから出して広げます。徐々に拡げると直径が20ミリメートル程度になるので、食事が通るスペースを確保できます。

治療は20分くらいで終了します。狭窄した部位の確認や拡がり具合を見るために、X線透視で確認しながらおこないます。

ほかにもある、内視鏡でできる治療

異物除去術・胃ろう造設術・アカラシア治療

子どもや高齢者に増えている誤飲による異物除去

異物除去術とは、消化管のなかにある異物を内視鏡で探し、鉗子で取りだす技術です。基本的には、異物のほとんどは自然に排泄されます。しかし、自然に排泄しそうもない場合、体内にあることで苦痛をともなう場合、あるいは体内に留まると危険な物質がある場合などにおこなわれます。

異物の例は、食道に刺さった魚の骨、誤って飲み込んでしまったもの（コインやボタン、電池などが多い）など。異物誤飲の多くは子どもに見られますが、最近では、高齢者の入れ歯の誤飲や、薬を包装シートごと飲んでしまう例が増加しています。また、生のサバなどを食べたりすることによって、知らないうちに入ってしまう寄生虫(アニサキスや回虫)も異物といえるでしょう。

具体的な方法は、まずは内視鏡の検査で異物を探しだし、鉗子を出して、異物をつかんで取りだします。しかし、突起の付いた入れ歯や、角がとがっている薬の包装シートなどは、そのまま引っ張りだすと、消化管の粘膜のあちこちを傷つけて、出血したり穴が空いたりすることがあります。そのような場合は、内視鏡の先端にカバーをつけたり（フード）、内視鏡とともに太いチューブを入れたり（オーバーチューブ）して、細心の注意を払って取りだしています。

体に栄養を送るために必要な内視鏡的胃ろう造設術（PEG）

さまざまな原因から、自分の口から食事がとりづらくなった人に、おなかの皮膚から胃に直接通じる、栄養を入れるルートを胃ろうといいます。

昔は開腹手術で作りましたが、現在はほとんどが内視鏡で設置できます。患者さんが内視鏡を飲むことができて、そこから送った空気によって胃がふくらんだことがおなかの表面からわかれば、造設が可能です。造設術は、15分くらいで終わります。

まず、内視鏡を口から入れ、おなかを空気でふくらませます。外側から胃のなかまで穴をあけ、チューブを入れます。麻酔は、のどと腹部の2か所の部分麻酔をおこないます。

胃ろうは、必要がなくなればいつでも取りはずすことができます。チューブを抜けば、穴は自然にふさがります。

内視鏡による胃ろう造設

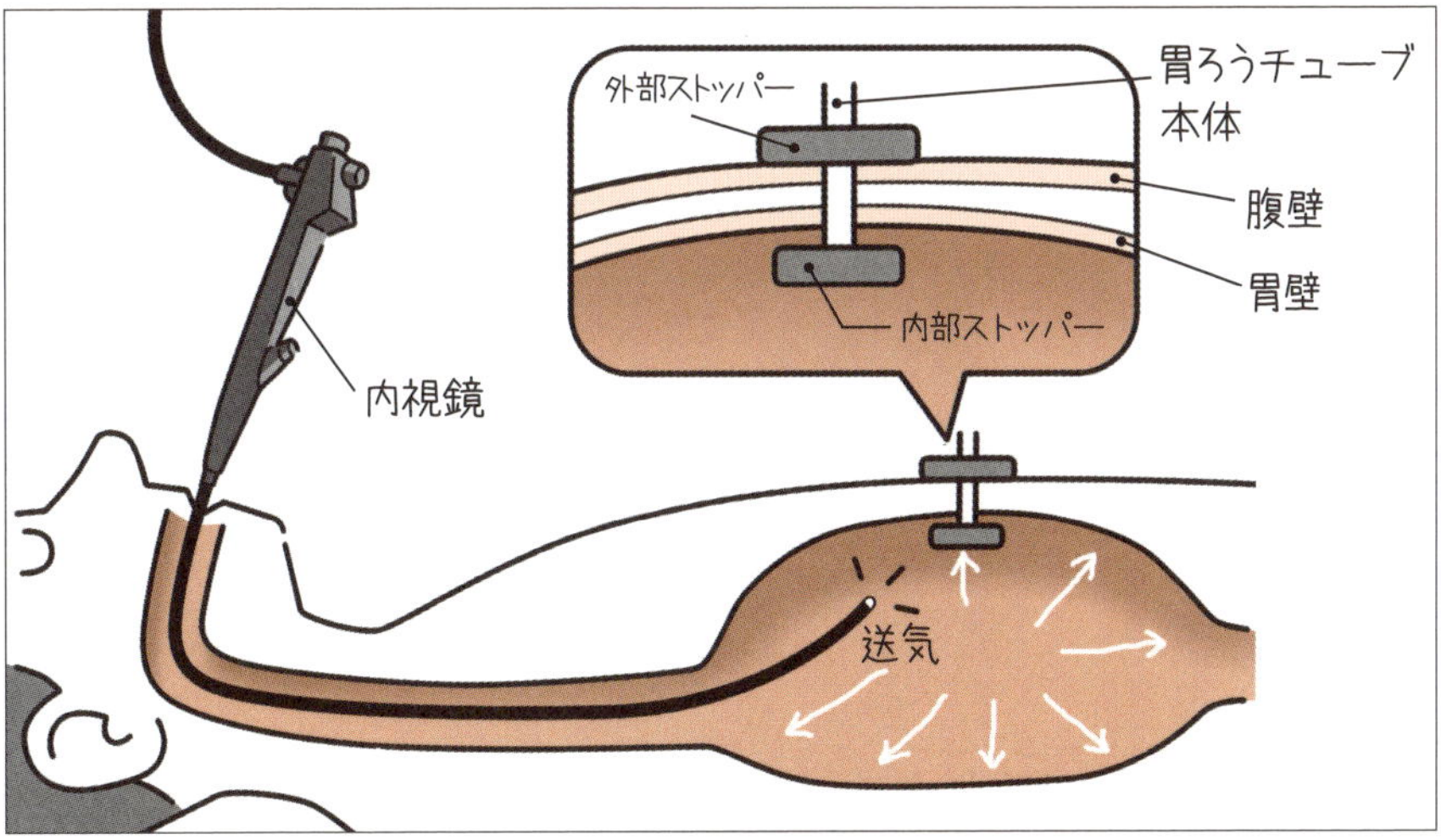

まれな病気アカラシアの内視鏡治療

食道アカラシアとは、食道の壁のなかの神経の障害により、筋肉の動きが低下し、蠕動《ぜんどう》運動が阻害され、下部食道括約筋が開かなくなる病気です。食道と胃のつなぎ目が開かなくなるので、胃に食事が通過しません。そのため、食道に食べたものがとどこおり、食道が膨らんだり、吐いたりします。肺炎を起こすこともあります。胸焼けや背中の痛みもあり、悪性ではありませんが、つらい病気です。この病気自体は10万人に1人の割合で発生するまれな病気です。

原因はよくわかっていませんので、根本的な治療はありませんが、薬物療法で緩和したり、内視鏡を用いてバルーンカテーテルを入れ、拡張術をおこなったりします。しかし効果は限られています。外科的に開かない下部食道括約筋の切開と逆流を防止するための形成術をおこなうと効果が高いのですが、最近、内視鏡でも外科治療と同じように筋肉を切開して治療する方法が考案され、一部の施設でおこなわれています。

経口内視鏡的筋層切開術（Per-Oral Endoscopic Myotomy：POEM）

食道アカラシアの最新治療法です。全身麻酔下で内視鏡を挿入します。内視鏡の先から電気メスをだし、食道粘膜を切り開き、粘膜の下にもぐりこみます。粘膜の下を這うように進み、固く開かなくなっている食道の下の括約筋を切開します。胃の入り口が開き食事が通過するようになります。内視鏡がもぐりこんだ穴はふさぎます。

腹腔鏡手術などと比べ体表に傷をつけず、手術と同等以上の効果が期待できる治療法です。難易度の高い治療方法ですが、今後発展していくことでしょう。

食道アカラシアの経口内視鏡的筋層切開術（POEM）

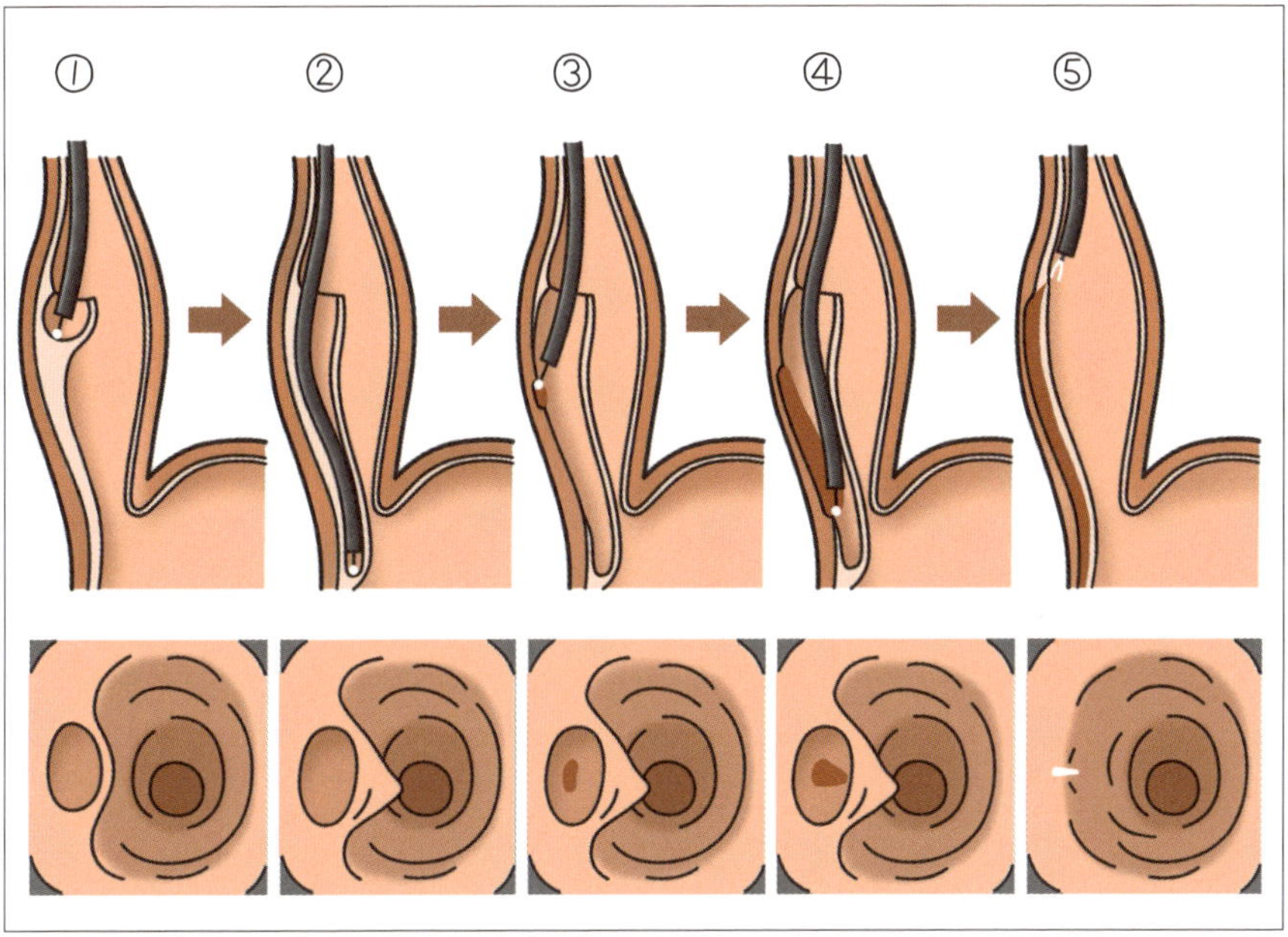

全身麻酔のもとで内視鏡を挿入して治療を始めます。

①食道の粘膜を切って、内視鏡を粘膜下層にもぐり込ませます。

②粘膜の下を這うように進ませ、胃の入り口まで切り開いていきます。

③食道の内側の筋層のみを切開します。

④胃の入り口まで食道の内側の筋層のみを切開します。

⑤胃の入り口が開き、食事が通るようになります。内視鏡がもぐり込んだ穴はクリップでふさぎます。

（参考：「福岡大学医学部消化器外科」ＨＰ）

CT画像を３次元に再構成する仮想内視鏡
（Virtual Endoscopy）

仮想内視鏡とはCT（コンピューター断層撮影）で撮影したデータを用いて３次元で再構成し、内視鏡で胃や腸を見ているような画像を構築する方法です。

内視鏡を挿入しないで、管腔内の観察した画像ができるので、身体への侵襲が少なく、内視鏡を操作するような手技に熟練を要しません。コンピューターの画像解析ソフトの能力に依存しますが、視点や方向を任意に設定できるので、内視鏡では観察不可能な部分も画像化できます。

さらに、通常の内視鏡とは異なり、消化管の外の情報も得られるので、周囲臓器や近傍の血管との関係もわかります。病変などの大きさや長さなどの計測も、簡単に正確におこなうことができます。

しかし、本来の内視鏡像と比較すると空間分解能はまだまだ劣ります。粘膜の色彩、質感といった情報は乏しく、さらに薬剤の散布や組織生検といった治療・処置はもちろんできません。また、放射線被爆の問題もあります。

内視鏡検査に置き換わるものではありませんが、アメリカなどでは大腸のスクリーニング検査には有用との報告も見られます。

実際の検査では、食事を抜いた状態で、消化管の壁面と内腔とのコントラストをつけるために、あらかじめ発泡剤を服用させ、胃を適度にふくらませておく必要があります。また胃の運動を止める薬剤も使用したほうがよいでしょう。

CT検査の撮影時間は比較的短時間ですが、画像処理にまだ時間がかかるようです。

仮想内視鏡で病変が疑われれば、本物の内視鏡検査で生検検査を含めた診断や治療が必要となります。

将来は胃でもスクリーニング検査に使われるようになるかもしれません。

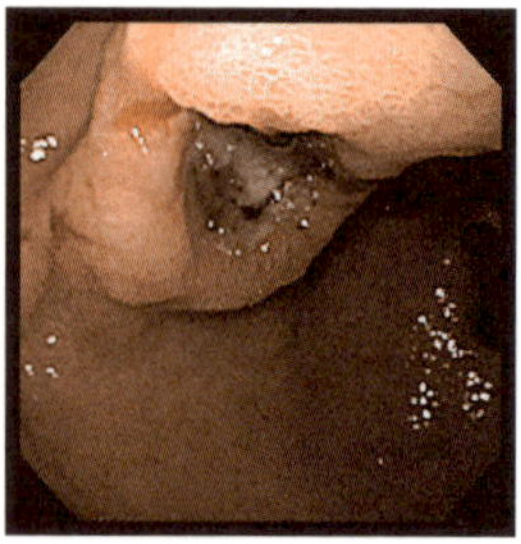

内視鏡で撮影した胃がんの画像

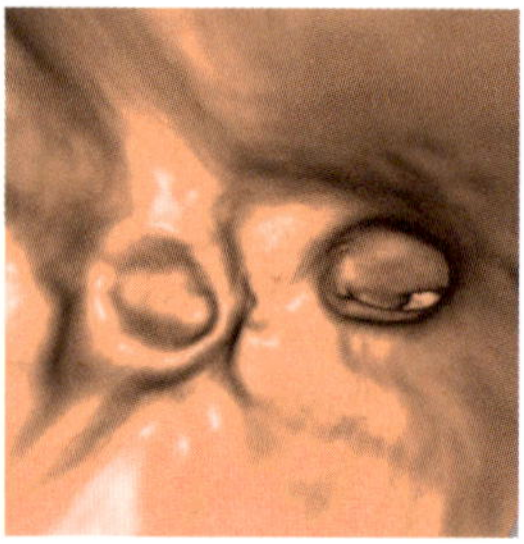

CTで撮影したデータを3次元で再構成した胃がんの画像

PART 5

病気にならない生活習慣

がんの予防はできるのか？

がんは、遺伝子に傷がつき、細胞が正常な分裂をコントロールできなくなるためにおこると考えられています。遺伝子異常をおこさせる物質（変異原物質）を「イニシエーター」といい、がん細胞を増殖させる物質を「プロモーター」と呼びます。

「イニシエーター」は、放射線や紫外線などがあり、「プロモーター」は、女性ホルモンや胆汁酸・高塩分などが知られています。

しかしこれらは、実際にどのように身体に影響を及ぼしているのかはまだよくわかっていません。

このような、身体のなかや外の状態、生活習慣や食物などを広く「環境」とすると、がん発生の95パーセントは環境要因によるとされています。

この「環境」に注意して生活することで、がんにかからないようにすることをがんの一次予防といいます。

そして内視鏡などの検査をして、がんを早期発見して治療し、がんで死なないようにすることをがんの二次予防といいます。これは3章で説明しました。

さらには、積極的に薬を使ってがんの発生を抑えることをがんの化学予防ともいいますが、これだという特効薬はまだありません。

がんと環境との深い関係

「環境」がどのようにがんを発生するかはま

だ解明されていませんが、生活習慣が大きく影響することがわかっています。なかでも食事と運動は、喫煙とともに大いに関係があります。日本の食事が欧米化したために大腸がんが増えたのはよく知られていますし、米国では禁煙キャンペーンのおかげで肺がんで死亡する人が減りました。

● がん死亡要因別割合

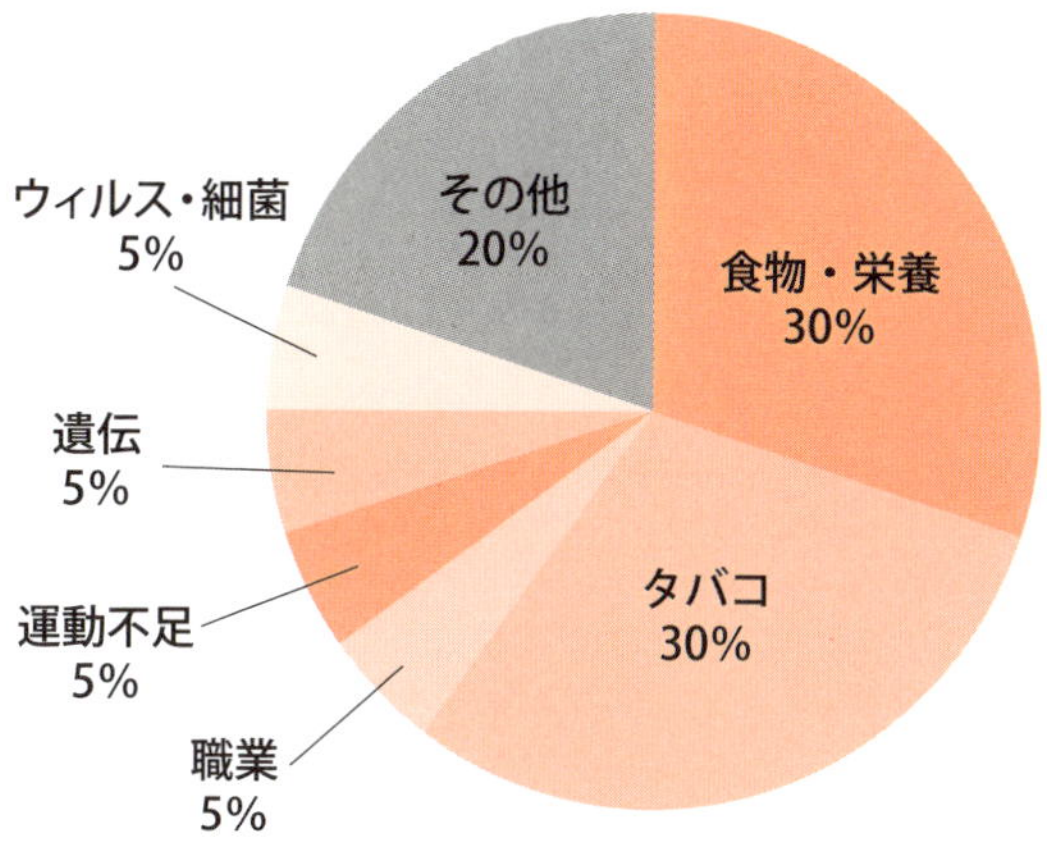

参考：ハーバード大学がん予防センター資料　1996 年

日本人のためのがん予防法（国立がん研究センター）	
喫煙	たばこは吸わない。他人のたばこの煙をできるだけ避ける
飲酒	飲むなら、節度のある飲酒をする
食事	食事は偏らずバランスよくとる ●塩蔵食品、食塩の摂取は最小限にする ●野菜や果物不足にならない ●飲食物を熱い状態でとらない
身体活動	日常生活を活動的に過ごす
体形	成人期での体重を適正な範囲に維持する（太りすぎない、やせすぎない）
感染	肝炎ウイルス感染の有無を知り、感染している場合はその治療の措置をとる

禁煙のすすめ（喫煙する本人だけでなく副流煙もがんの原因に）

喫煙はよく肺がんの原因として知られていますが、消化管にも大いに関係します。喫煙そのものによる影響や、タバコに含まれるニコチンの影響で、胃の粘膜の血液の量が変化したり、胃液の分泌量が変わることは知られています。後述する胃・十二指腸潰瘍と深くかかわっているのはもちろん、消化器のがんの発生にもかかわっています。発がんのリスクは、タバコを吸わない人を1とすると、食道がんが2・2倍、胃がんは1・4倍になります。

禁煙で多くのがんの予防に加え、消化管のがんや潰瘍の予防にもなります。

喫煙は、タバコを吸う本人だけでなく、タバコを吸わないまわりの人にも影響を及ぼします（受動喫煙）。

肥満を避ける　痩せすぎてもがんのリスク増

肥満とは「脂肪組織の蓄積した状態」を指します。肥満の程度はBMI（Body Mass Index：体重[kg]／身長[m]^2）で表わされ、世界的にはBMI30（例：170センチメートル、86・7キログラム）以上で肥満と定義づけられていますが、日本人は欧米人と比べて、軽症肥満でも糖尿病や高血圧などの肥満にともなう病気になりやすいため、肥満の定義は厳しくなり、BMI25以上となっています。

メタボリック・シンドローム（内臓脂肪型肥満。以下メタボ）がどのように、がんを発生させるのかはわかっていません。内臓脂肪からの悪玉ホルモンの影響とか、免疫力の問題などもいわれています。海外のデータですが、発がんのリスクとして肥満は男性の食道がん、胃がんで約2倍、女性の食道がんで2・6倍という報告があります。

一方、日本の研究でやせすぎの人もなんらかのがんの発生リスクが高い、ということがわかっています。男性でBMIが21未満のやせているグループと30以上の非常に太っているグループで、がんの発生率が高いことがわかりました。低栄養は、食道がんの発生と関係があるといわれています。しかし女性では、太っていてもやせていてもとくに違いはみられませんでした。

このことから、日本のとくに男性は、適正体重をキープすることががん予防につながると考えられています。

運動でストレス解消

適度な運動は、がん予防になります。理由は、インスリンが効率よく使われるからです。血液中でインスリンがだぶつくと、がん細胞の増殖につながるからと考えられています。

一般にメタボの人は血液中のインスリンが過剰です。そのため運動してメタボを改善すると、がん予防になるのです。また、適度な運動は免疫機構を強化し、各種消化液の分泌を正常化し、代謝を改善します。さらに運動は、肉体・精神疲労（ストレス）の回復効果も得ることによって、未消化物が胃や腸に溜まらないので、消化管の環境が整います。

〝適度な運動〟というのはどの程度かというと、毎日1時間は歩き、さらに週に1回はスポーツで汗を流すくらいの運動量です。ただし、個人差が大きいので、ご自分の適量を超えないことが大切です。

それから外での運動時に気をつけたいのが、紫外線です。紫外線は、一般的に悪者扱いされていますが、適度な量だと、消化器のがんのリスクを低くする可能性があります。疫学調査で、日射量の少ない地域ほど消化器のがんでの死亡率が高い、ということがわかりました。理由はビタミンDです。ビタミンDにはがん細胞の増殖を抑える働きがあることがわかっています。ビタミンDを有効利用するには紫外線が必要なのです。女性の行きすぎた美白ブームは、消化器のがんの発生率を高めてしまうかもしれませんので注意が必要です。しかし、当然ですが紫外線の浴びすぎは、皮膚がんのもとにもなりますし、皮膚の老化をもたらします。皮膚の紫外線対策をして毎日1時間くらいは外に出るのが望ましいでしょう。

食道がんについて

◎たばことお酒

食道がんの発症には、飲酒と喫煙が大きく関係しています。そのため、両方に当てはまる人はリスクが高いことを意識してください。可能であればどちらかをまずやめる、あるいは禁煙をし、アルコールを適量に控えれば、それだけでたいへんな予防になります。また、飲酒だけでも大量に飲むようであれば危険です。アルコール依存症の人は食道がんの発症が多いといわれています。

熱いものをそのまま飲み込むことも、食道がんの発生に関係します。たばこの煙もアルコールもそうですが、食道への直接的な刺激が、食道がんの発症につながりやすいのです。

◎バレット食道

胃食道逆流症からバレット食道になることがありますが、これは食道がんの一種である食道腺がんの発生母地（できやすい場所）になるといわれています。そのため、胃食道逆流症の治療もがんの予防になります。

胃がんについて

◎注意する食事

胃がんの発生には、塩分が大きく関係しています。塩は発がん物質ではありませんが、食事の塩分が濃いと、胃の粘膜が傷つき、発がん物質にさらされやすくなるといわれています。塩以外では、焼肉や焼き魚の焦げ、穀物類・高でんぷん食（炭水化物）なども胃がんになる可能性が高いと指摘されています。

喫煙も、肺がんだけでなく胃がんの発症リスクを上げます。愛煙家で塩分の多い食事が好みの人は、それだけでリスクが増大します。

胃がんのリスクを下げるといわれている食品は、緑黄色野菜、にんにく、たまねぎ、ビタミンC、緑茶など。また、ピロリ菌は胃がん発症の大きなリスク要因ですが、ヨーグルトや漬物、味噌、キムチなどの発酵食品は、除菌まではできないものの、免疫力向上によりピロリ菌の働きを抑制すると考えられています。

ピロリ菌と発がん

ピロリ菌（ヘリコバクター・ピロリ）という言葉をよく聞くと思います。これは、胃のなかに棲《す》みつく細菌です。胃炎や胃潰瘍の原因だけでなく、胃がんのもととなります。

１９９４年、世界保健機構（ＷＨＯ）は疫学的調査から、ピロリ菌を確実な発がん物質と認定しました。日本でも２００９年に『日本ヘリコバクター学会』が「ヘリコバクター・ピロリがいることにより胃がんの発生の確率が高くなり、ピロリ除菌により胃がんの発生の確率が激減する」との見解を報告しました。医学的な根拠をもって、ヘリコバクター・ピロリの除菌は胃がん予防に有効であるとしたのです。

ピロリ菌で、なぜ胃がんが発生するのかはまだはっきりとわかっていませんが、ピロリ菌により萎縮性胃炎が進み、そこから胃がんが発生する、またはピロリ菌自体が発がん作用（あるいは発がん促進作用）あると考えられています。

しかし、日本には６０００万人ほどのピロリ菌感染者がいるのに、胃がんは年間25万人くらいの発生です。ピロリ菌がいるからといって、すべての人が胃がんになるわけではありません。ほかの環境要因が関係すると考えられますが、胃がんになる人はほぼ全員、ピロリ菌を持っているのです。やはり、ピロリ菌治療が胃がんの予防になるといえます。

生活の質を落とす病気を防ぐ

胃食道逆流症

胃食道逆流症の原因は、出すぎた胃酸が食道に戻ってくることです。そのため、胃酸の出すぎを予防することが第一です。

まずは、脂肪の多い食品をひかえましょう。刺激の強い飲食物、たとえばカレーに含まれる香辛料、チョコレート、ケーキ、柑橘《かんきつ》類、コーヒー・紅茶、アルコール類、タバコなども胃酸の分泌を高めるので、注意が必要です。

肥満による食道ヘルニア

メタボになると、脂肪によって腹腔内が広くなり、横隔膜が圧迫されます。

横隔膜が圧迫されると、横隔膜にある、食道が通る穴（食道裂孔）が広がり、胃の一部が胸部に持ち上がって、食道と胃のつなぎ目（接合部）のしまりが悪くなり、胃酸や胃の内容物が逆流するようになります。

これを「食道ヘルニア」といいますが、メタボを改善する、つまり、適正体重になることによって治ることがあります。

胃酸逆流を防ぐ生活の工夫

出すぎた胃酸の逆流を防ぐには、普段の生活の工夫も効果的です。

食道は背骨のななめ前をまっすぐ走っています。前屈みの姿勢をとると、食道がたわみ、胃と食道のつなぎ目（噴門部）に力が加わりゆるんで逆流しやすくなります。予防のためにも、背筋《せすじ》は伸ばすようにしましょう。

また、胃が満腹でいっぱいになっていたり、その胃を圧迫したりすれば、胃のなかのものが食道に戻りやすくなります。そのため、食べてすぐに横にならないようにする、ベルトなどでお腹を圧迫しすぎない、重いものを持って腹圧をかけすぎないなどの注意も必要です。

食道は、背中に近いところにあります。仰向けになって寝ると、物理的に胃から食道に逆流しやすい状態になります。それを防ぐためには枕を高くして寝ましょう。

骨粗しょう症の人の注意点

骨粗しょう症の人は、２つの理由で注意が必要です。骨粗しょう症薬のビスホスホネート製剤は、食道にとどまると、ひどい炎症をおこしますので、大量の水で一気に飲むようにしましょう。

また、骨粗しょう症のために背骨が曲がっている人は、食道も曲がってたわむことが多く、胃酸の逆流をおこしがちになるので注意が必要です。

高血圧の人

ほかにも、薬の注意点があります。高血圧の薬である種の降圧剤（カルシウム拮抗薬、亜硝酸剤）は、薬の作用で食道下部括約筋をゆるめるので、噴門という部位が開いて、胃酸が逆流しやすくなります。

血圧の薬を見直すと逆流症状が改善することがあります。

胃・十二指腸潰瘍の原因とは

ピロリ菌が主犯

ヘリコバクター・ピロリ菌は胃・十二指腸潰瘍の主犯です。十二指腸潰瘍の9割、胃潰瘍の7割はピロリ菌が原因と考えられています。ピロリ菌から毒素、アンモニア、活性酸素が出るなどの間接的な障害のほかに直接的な細胞障害があることも考えられています。

潰瘍の診断を受けた人で、ヘリコバクター・ピロリ菌が陽性なら、必ず除菌治療をしましょう。潰瘍の再発を防ぐことができます。

原因の西の横綱・消炎鎮痛剤(NSAIDs)

潰瘍の原因の〝東の横綱〟がピロリ菌なら、〝西の横綱〟は、痛み止めであるアスピリンを代表とした消炎鎮痛剤（非ステロイド性抗炎症剤：NSAIDs）の服用があります。

これらの薬を連用すると、直接胃粘膜を傷つけるだけでなく、胃を守る働きがあるプロスタグランジンという物質を減少させ、胃粘膜の血液の流れを減らしたりすることによって潰瘍をおこすと考えられています。

消炎鎮痛剤は、なるべく頓用《とんよう》（症状が出たら飲む）にしましょう。続けて飲む必要がある場合は、プロトンポンプ阻害薬（胃酸分泌抑制薬）やプロスタグランジン製剤を処方してもらってください。プロトンポンプ阻害薬は消炎鎮痛剤による胃潰瘍予防として、保険適応となっています。最近は粘膜を傷つけることが少ない消炎鎮痛剤もあります。どの薬が適切なのか、主治医とよく相談してください。

胃酸の出すぎない食事も大事

ピロリ菌がいても、消炎鎮痛剤を飲んでいてもみんなが潰瘍になるわけではありません。やはり、「環境」が重要なのです。粘膜を直接攻撃するのは胃酸、ペプシンですので、これらを多く出すような食事は要注意です。味の濃いものや刺激物（香辛料など）、消化の悪いものは胃酸を多く出すことになります。コーヒー（カフェイン）も粘膜を刺激して胃酸がたくさん出ます。また、規則正しい食事を心がければ、胃酸の出すぎは防げます。

タバコやコーヒーのとりすぎに注意

タバコも潰瘍にはよくありません。ニコチンは強力な胃酸分泌作用があります。

食事のあとにコーヒーを飲みたくなったり、タバコを吸いたくなる人は、胃酸分泌を増やして消化を助けようという体の要求かもしれません。しかし、そのために胃酸が出すぎてしまえば、潰瘍が作られやすくなります。

ストレス

ストレスは身体によいことはありません。あらゆる病気のもとになります。ストレスで潰瘍が作られることはよくいわれています。まだはっきりしたことはわかっていませんが、ストレスが加わると、大脳前頭葉が刺激され、胃の神経が刺激され、胃酸の分泌が増えるようです。また同じような神経の刺激で胃の血管にけいれんがおこって、血液の流れが不規則となり粘膜が弱くなるなどと考えられています。現代社会においてストレスのない生活を送るのは難しいことですが、ストレスをためないように工夫することも大切です。

ピロリ菌とその対処法について

ピロリ菌とは

ピロリ菌は、1983年に発見された〝新しい細菌〟です。それまでストレスが原因とされてきた萎縮性胃炎、胃・十二指腸潰瘍や胃がんなどの発生原因になることが、現在ではわかっています。胃潰瘍患者の65～80パーセント、十二指腸潰瘍患者の90パーセント以上に感染が認められ、除菌によって治癒したり、再発が抑制されたりすることも明らかになっています。

この菌は、子供のときから長年にわたってヒトの胃に棲みつく細菌で、胃粘膜に対して長期間、持続的に炎症をおこすことで、さまざまな胃の病気の原因になっています。

感染率は先進国で低く、発展途上国で高い傾向にありますが、日本は例外的に高く、国民の半数が感染しているといわれます。とくに50歳以上は70～80パーセントの人が感染していると推測されています。ピロリ菌の感染のほとんどは小児期におこるとされ、小児期に上下水道の整備が十分でなく衛生環境が悪かったことが、50歳以上の高い感染率の原因とみられています。

ピロリ菌は正式名称をヘリコバクター・ピロリといいます。鞭毛《べんもう》という尻尾を持ち、それをヘリコプターのようにぐるぐる回し移動するので〝ヘリコ〟、細菌という意味で〝バクター〟、〝ピロリ〟は胃の出口付近、幽門（ピロルス）のことです。胃の出口付近で見つかった、ヘリコプターのように移動する細菌という意味です。

ピロリ菌と胃酸の関係

ピロリ菌は胃粘膜細胞と粘液中に棲息《せいそく》し、菌自体が出す毒素や免疫作用などによって炎症がおこり、粘膜を傷つけます。また、ピロリ菌が直接粘膜を攻撃することもあるようです。つまり、ピロリ菌がいることで常に粘膜のダメージを受けているということです。

ピロリ菌はウレアーゼという酵素《こうそ》を出し、胃腸内に存在する尿素をアンモニアと炭酸ガスに変えます。アンモニアの強力なアルカリ性によって、強力な酸である胃酸を中和するので、胃のなかに存在できるのです。

ピロリ菌の検査

ピロリ菌がいるかどうかの検査はいろいろあります。基本的には、除菌治療を前提として受けるべきでしょう。検査方法は大きく分けて、内視鏡を使うものと使わないものがあります。

内視鏡を使った検査

◎培養法

内視鏡検査で採取した胃粘膜の菌を培養します。期間は1週間くらいかかります。細菌が検出できれば、もっとも確実な診断になります。採取した組織に偶然菌数が少なければ、偽陰性になることもあります。

検出されたピロリ菌を使い、抗生剤が効果があるどうかを調べる薬剤感受性検査をおこない、ピロリ菌の性質を調べることもあります。

◎鏡検法

内視鏡で取った胃粘膜を顕微鏡で観察する

方法です。菌の数が少ないと偽陰性になることもあります。別の細菌を見てしまう場合もあります。

◎迅速ウレアーゼ試験

ピロリ菌が出すウレアーゼという酵素は強アルカリ性なので、ＰＨ指示薬の入った容器内に取ってきた胃粘膜を入れて調べます。数十分程度で結果がわかります（リトマス紙試験のようなものです）。やはり組織に偶然菌数が少なければ、偽陰性になることもあります。化学反応なのであやまった反応が出ることもあります。

内視鏡を使わずにおこなう検査法

◎尿素呼気試験（呼気テスト）

ピロリ菌は胃のなかの尿素を分解し、アンモニアと二酸化炭素を生成します。このアンモニアと二酸化炭素は、速やかに吸収され、血液から肺に移行した後、呼気中に炭酸ガスとして排泄されます。

尿素呼気試験は、この原理を利用したものであり、検査薬（^{13}C-尿素）を服用後、前後の呼気を採取し測定する検査です。実際は、まず呼気を採取し、その後試験薬を飲んでから20分ほど置き、再び呼気を採取するだけです。

ピロリ菌は尿素から二酸化炭素を作るので、感染しているとその濃度が高くなります。除菌治療後の判定によく使われます。

◎便中ピロリ抗原測定検査

ピロリ菌は胃から腸を通過して便中に排泄されます。少量の便を採取して試薬と反応させピロリ菌の有無を調べます。

◎抗体検査

ピロリ菌に感染した人は、ピロリ菌に対する抗体ができています。この有無を、血液や尿から調べます。ただし菌が体内から消えたあとも抗体はしばらく残っているため、感染後除菌されていても陽性と出る場合もあります。

それぞれの検査には弱点もありますので、いくつかを組み合わせておこなうことがすすめられています。除菌治療前は培養検査を中心とした検査を、除菌治療後は尿素呼気試験を中心におこなわれています。

ピロリ菌の治療

ピロリ菌は細菌なので細菌を殺す薬、抗菌薬（いわゆる抗生物質）を使います。抗菌薬と強力な胃酸抑制薬プロトンポンプ阻害薬（ＰＰＩ）を一緒に飲みます。ＰＰＩを使うことで、胃の酸のために抗生剤が働かなくなるのを防ぎます。

抗生剤２種類を、ＰＰＩとあわせて使うことから「３剤《ざい》併《へい》用《よう》療《りょう》法《ほう》」と呼ばれます。抗菌薬はアモキシシリンとクラリスロマイシンを使います（一次除菌）。これらを一週間服用することで、以前は８～９割が除菌に成功していました。

しかし、最近は、耐性菌（抗菌薬が効かない細菌）が増えてきて、除菌成功率は７割程度ともいわれています。おもにクラリスロマイシンが効かない耐性菌が多いので、その場合は代わりにメトロニダゾールという抗菌剤を使い治療します（二次除菌）。

細菌の培養検査で耐性菌かどうかを調べる薬剤感受性検査をすれば、適切な抗菌薬を使えることになります。

現在、日本では三つの薬を同時に１週間飲む方法が取られていますが、４剤を分けて服薬する方法などがあり、除菌治療効果を上げるような研究がなされています。

除菌治療の副作用として、一番多いのは除菌中に下痢をする、腹痛、味覚障害が出ることです。ただし、いずれも一時的な症状で治療が終わればもとに戻ります。下痢体質の人はあらかじめ整腸剤を飲むこともあります。まれにアレルギーでじんましんや発熱がおきて治療が必要になるときがあります。

除菌後は胃酸の分泌が一時的に回復するため、胃・十二指腸びらん、胃食道逆流症（逆流性食道炎）などが発生することもあります。この場合には胃酸分泌抑制剤を使用する必要があります。ほとんどは時間とともに解決します。

除菌後に胃の調子がよくなるため、食欲が増し、メタボになる人がいます。食生活にはやはり注意が必要です。

保険の問題

検査や治療をする場合は、かかりつけの医師に相談したり、消化器専門の医療機関に相談したりして、胃腸の検査をしてもらいましょう。

胃・十二指腸潰瘍を患っている人は、ピロリ菌の検査の一部、除菌は保険診療の対象となります。２０１０年には保険適用が拡大し、「早期胃がん内視鏡治療後」や「胃ＭＡＬＴリンパ腫」「特発性血小板減少性紫斑病」に対しても、保険がきくようになりました。しかしそれ以外の病気の疑いでは、ピロリ菌に感染しているだけでは保険治療の対象には、残念ながらなりませんでした。しかし、２０１３年２月より、内視鏡検査でピロリ菌感染が確定した「慢性萎縮性胃炎」にも保険がきくようになりました。

身内に胃がんになった人などがいて、すぐにでも検査、治療したい人もいるでしょう。その場合はまず、かかりつけの医師に相談してください。ピロリ菌の検査・除菌は、やや高額ですが自費診療でも可能です。検査だけなら、検査法にもよりますが数千円、除菌も含めると、病院にもよりますが、２～３万円くらいとされています。

再感染について

一度除菌に成功すれば、感染の再発率は2~3パーセントです。ピロリ菌が胃に棲みつくチャンスは幼児期だけのようで、成人してから新たにピロリ菌が棲みつく可能性は低いと考えられています。

したがって、ピロリ菌の持続感染は、免疫力の完成している成人では、除菌後や夫婦間などで再感染を心配することはありません。ただし、大人になってからも、たくさんのピロリ菌が入り込むと（食べると）急性胃炎になることがあります。たいていは一時的でずっと棲みつくことはありません。

除菌ができなかった場合は、再除菌など治療法が変わってきますので、除菌後の判定は重要です。

ピロリ菌に対する健康食品の効果

LG21などの一部のヨーグルト、マヌカハニーなどのハチミツ、ココアの脂肪成分、梅肉エキス、ライスパワー101、ブロッコリーの新芽（スプラウト）、わさびの葉、シナモン、海藻類、クランベリーなどに含まれる成分には、ピロリ菌の成長を抑制する作用があります。いくつかのものは商品化され、健康食品として販売されています。

しかしこれらは、単独ではピロリ菌除菌に有効という科学的根拠はまだありません。抗菌剤による除菌のときにヨーグルトを併用すると効果が上がるとの報告もあります。いずれにせよ除菌治療を希望するなら、まずは医師に相談してください。

ピロリ菌の予防法

ピロリ菌は食べ物や飲み水からの「経口感

染」が主と考えられていますが、感染ルートがはっきり解明されていないので、感染予防法はまだ確立されていません。現在は昔に比べて衛生環境もよいので、きちんと検査されていない井戸水を飲まないようにするなど、最低限の注意ができていればよいでしょう。とくに子供のいる家庭では環境が大切になります。

家庭内でできることは、ゴキブリの駆除です。ゴキブリがピロリ菌を運んでいるといわれているので、とくに小さな子供のいる家庭では台所を清潔に保ち、ゴキブリの駆除を心がけましょう。

PART 6

内視鏡についての素朴な疑問

Q1 会社や市区町村の健診で内視鏡検査をしてくれますか?

A オプションでおこなっているところもあります。しかし、検査が必要と感じる場合は、医療機関でできるだけすぐに受けてください。

一般的な健康診断では内視鏡検査は含まれない

一般的な健康診断では、上部消化器の内視鏡検査は含まれていないことがほとんどです。企業によっては、年齢やオプションで追加検査ができるところもあるようですので、勤め先に聞いてみるといいでしょう。

自営業や主婦の方などは、自治体の健診を受けていただきますが、こちらの内容も基本的には内視鏡検査は含まれていません。オプションで胃がんの検査として、内視鏡検査をおこなっているところもありますので、これも役所に問い合わせてみてください。

しかし、健康診断を受ける頻度は1年に1回。検査を受けたいときに受けられるとは限りません。そのため、胃の不調や胸焼けなどがしばらく続くようであれば、自主的に内視鏡検査を受けることをおすすめします。

食道や胃、十二指腸を調べる内視鏡検査は、消化器内科がある病院で受けることが可能です。かかりつけの病院があれば、まずはそこで内視鏡検査が受けられるかどうかを確認してください。かかりつけの病院で受けられない場合は、医師に紹介してもらうか、消化器内科のある病院にお尋ねください。

病院や医師を選ぶ方法のひとつに、専門医制度があります。日本消化器内視鏡学会が認定する専門医であれば、一定の技術をもつ内視鏡検査の専門医であると考えられますので、病院、医師選びの一つの目安にしてください。

東京厚生年金病院の健康診断

検査項目	日帰り人間ドック	一般検診（標準）	一般検診（簡易）	脳ドック
料金（胃部X線コース）	44,100円		11,550円	42,000円
料金（胃部内視鏡コース）	47,250円	27,300円	心電図付 13,125円	結果説明付 47,250円
女性セット	10,500円 加算			
診察（内科・外科）	○	○	○	○
女性セット 子宮がん・乳がん（マンモグラフィーかエコー）検査	○			
血圧測定	○	○	○	○
視力・聴力検査	○	○	○	
眼底検査	○			
眼圧検査	○			
尿検査	○	○	○	○
便潜血検査	○	○		
血液検査	○	○	○	○
心電図検査	○	○		○
胸部X線	○	○	○	
胃部X線	○（X腺コース）	○		
経鼻内視鏡	○（内視鏡コース）			
腹部超音波検査	○			
肺機能検査	○			
脳検査（MRI・MRA）				○

※2013年10月現在のデータに基づいています

Q2 人間ドックなどの自費検診では、食道や胃、十二指腸は内視鏡で調べてくれるのですか?

A 施設によってさまざまです。医師やスタッフに相談して、内視鏡検査が必要かどうかを考えましょう。

人間ドックの項目は自分で選べる

人間ドックの考え方は、自分(個人)のニーズに合った健康診断の内容、項目を自分で選択することにあります。まずはご自身が、上部消化器(食道、胃、十二指腸)について何が心配かを考えてみてください。

たとえば、親や兄弟姉妹、親族に、胃がんや食道がんにかかったことのある人がいる場合は、がんについて調べたいと思う人も多いでしょう。初期の胃がん、食道がんを見つけるためには、粘膜のようすを観察でき、異常と思われる箇所の細胞の一部を採取できる内視鏡検査が適しています。

胃の調子がどうもよくない、飲み込んだあと食べ物がつかえるような気がする、胸やけがする、消化が悪いような気がするなどを感じる人も、粘膜の炎症など表面の異常を確実に診断できる内視鏡検査が有用です。また内視鏡でも、鼻から挿入するタイプか、口からのタイプがいいかなどを考えたうえで、人間ドックとその項目を選択すべきでしょう。

経済的にも無理のない項目を選ぶ

人間ドックは自費になりますので、選択(オプション)によっても、値段はさまざまです。自分の日ごろの健康状態や家族歴などを考え、医師やスタッフと相談しながら、経済的にも負担にならない程度の人間ドックの項目を決めることをおすすめします(前ページの表を参考にしてください)。

Q3 上部消化管の検査でCTやMRIを使うことはある?

A あまりありません。

消化器のチェックには向いていない

健康診断や人間ドックはもちろん、一般の検査で、消化管の検査のためにCT（コンピュータ断層撮影）やMRI（核磁気共鳴画像装置）をはじめから使うことはあまりありません。進行がんを疑うときや、胃粘膜下腫瘍の診断時に使います。人間ドックのオプションにはありますが、消化管のチェックには向いていません。しかし、これらの機器の進歩はいちじるしく、臨床の現場ではある程度の大きさの消化管のがんならわかるようになりました。将来はもっと精度が上がるかもしれません。

Q4 バリウム検査だけでは、悪いところは見つからないの?

A 早期がんの発見には内視鏡検査が有効です。

内視鏡は小さな変化を見つけやすい

バリウムでの検診はもともと、国が胃がんの死亡率を低下させるために推奨してきました。毎年おこなうことで、それなりの成果はあります（逐年検診）。

バリウム検査は、胃の形を見たり、食道から腸までのバリウムの流れを観察し、流れのとどこおりがないかどうかを見るのに適しており、全体の変化がわかります。それに対して内視鏡検査は、粘膜の詳細をカメラで観察しますので、小さい変化を見つけるのにすぐれています。

また胃がん以外にも、胃炎や逆流性食道炎、ヘリコバクター・ピロリなどのチェックも、内視鏡検査が適しているといえます。

Q5 何歳以上なら内視鏡検査を受けられますか?

A 何歳でも可能です。

小児内視鏡の開発で子どもも大丈夫

内視鏡を使った検査、あるいは治療は、小児科医が必要と判断すれば、何歳でも受けることができます。

大人との違いは、内視鏡だけではなく、まず麻酔の種類が違います。大人が局所麻酔なのに対して、年齢にもよりますが、子どもの場合は基本的に全身麻酔が必要となることが多いです。そのため検査の場合、大人であれば日帰りが普通ですが、小児は入院が必要になります。全身麻酔で、気管内チューブを使って気道確保しながらおこないますので、子どもの場合は検査といえども、それなりの負担がかかります。

Q6 検査の途中で苦しくなったらやめられる?

A 検査は途中でやめられます。

具合が悪くなったら中止

検査なので、具合が悪くなればもちろん中止します。

のどの反射が強く、「おえおえ」しっぱなしだと、本人もつらいし、検査も十分できません。そのようなときはいったん抜いてから、落ち着くのを待ったり、薬を使うか相談して仕切り直しをします。

内視鏡検査はある程度体に負担のかかる検査で、具合が悪くなるだけでなく、不測の事態もおこることがあります。そのため、検査をする医師だけでなく、看護師、内視鏡検査技師なども注意深く見守ります。また内視鏡検査室には緊急時のための道具や薬の準備を整えています(救急カートの整備)。

Q7 内視鏡手術は日本でいつ始まったのですか?

A 1968年から始まりました。

身体に負担の少ない内視鏡治療

早期胃がんに対する内視鏡的治療は、1968年に内視鏡的にポリープをとる手技が開発されたのが始まりです。ワイヤー(スネア)と高周波電流(電気メス)でポリープをとるポリペクトミーという技術です(P92参照)。

その後、いろいろな内視鏡治療の道具(鉗子やデバイス)が開発されました。また、電気メスの進歩や内視鏡自体使いやすく進歩したこともあり、1980年代には内視鏡的粘膜切除(EMR)による早期胃がんの手術が、90年代後半には内視鏡的粘膜下層剥離術(ESD)の技術が開発されました。現在では保険も適用され、広く一般的な医療技術となっています。

Q8 内視鏡検査と治療は同時にできますか?

A 診断後、準備を整えてから治療します。

上部消化管では検査と治療は別

大腸検査などでは、検査中に見つけたポリープを取ってしまうことはよくありますが、上部消化管(食道・胃・十二指腸)の検査中に見つかった場合、切除(内視鏡的切除術)してしまうことはまずありません。切除するということは、人工的に潰瘍をつくることでもあります。そのため、内視鏡的切除術をおこなう場合は、事前に食事を抜いたり、内容を変更したり、薬を投与したりして入院することが多いので、すぐには切除しないほうがよいのです。

ただし、出血などで緊急内視鏡検査をおこなったときなどは止血術を施します。異物も見つけしだい、その場で取り除きます。

Q9 ずっと胃の調子が悪く、ピロリ菌に感染しているような気がします。内視鏡検査と同時に除菌はしてもらえますか？

A 除菌は薬物（飲み薬）によっておこないます。まず内視鏡で組織を採取し、感染の有無を検査します。培養法で確認するのが確実なので結果が出るまで少し時間がかかります。

内視鏡でピロリ菌の有無を調べる方法

ヘリコバクター・ピロリ（ピロリ菌）の感染の有無を調べる方法は、内視鏡を使うものと使わないものに分けられます。そのため、内視鏡検査と同時にピロリ菌の有無を調べることは可能です。

内視鏡を使ったピロリ菌の検査法は、「培養法」「鏡検法」「迅速ウレアーゼ試験」の３種類があります。

培養法や鏡検法は、胃粘膜を採取し、それを培養したり顕微鏡で観察したりすることによって、ピロリ菌の感染の有無がわかります。培養や観察が必要なので、病院にもよりますが、結果がわかるのに数日から数週間かかります。

迅速ウレアーゼ試験は、採取した粘膜を薬剤と反応させ、ピロリ菌が出すウレアーゼという酵素を検出して感染かどうか調べます。名前のとおり、数十分程度で結果がわかる方法です。

内視鏡を使わないピロリ菌の検査も

内視鏡検査をおこなわなくてもピロリ菌の検査はできます。「尿素呼気試験」という、息を採取して調べる方法はピロリ菌のいる胃内を判定するのに有効です。

ほかにも血液検査や便の検査からでもできます（抗体検査、便中ピロリ抗原測定検査。124ページ参照）。

培養検査が一番信頼できますし、薬剤感受性検査などおこなえば適切な薬を使うことができます。しかし、うまく組織が取れていないと陰性になることもあります。そのため、いくつかの検査を組み合わせて判断することが望まれます。

子どもでも除菌は可能

ピロリ菌の感染がわかったら、除菌をおすすめします。ピロリ菌の検査と除菌は、胃・十二指腸潰瘍や「早期胃がん内視鏡治療」後、「胃MALTリンパ腫」「特発性血小板減少性紫斑病」「慢性萎縮性胃炎」と診断された場合は保険が適用されますが、それ以外の場合は自費になります。

除菌方法は、胃酸の分泌を抑制するプロトンポンプ阻害薬（PPI）と2種類の抗生物質の3つの薬を使います。薬を一週間服用すれば、8〜9割の人が除菌に成功します。1回目の除菌に失敗した場合は、抗生物質の種類を変えて、さらに1週間薬を服用します。

ピロリ菌は、胃がんの発生に大きくかかわるので、子どもでも除菌が推奨されます。ガイドライン等の規定はありませんが、10歳以上であれば、除菌が推奨されることが多いようです。薬は大人と同じものを使い、体重によって分量は決められます。

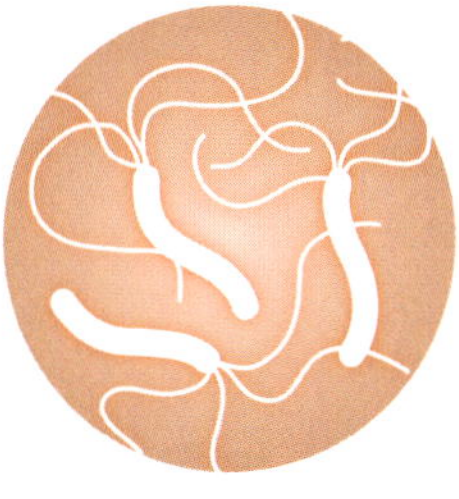

Q10 A

内視鏡を扱うのは、医者のみ？ 技師は何をするのですか？ また、資格は必要？

内視鏡を扱うのは医師の仕事です。技師は補助をおこないます。学会の専門医制度があります。

医師であれば内視鏡を扱うことはできるが……

内視鏡を体内に入れ、操作し、観察・治療をおこなったり、診断したりするのは医師の仕事です。一方、消化管内視鏡検査・治療の介助、機器の管理など補助業務に携わり、内視鏡診療に必要な存在なのが内視鏡検査技師です。

内視鏡技師は、日本消化器内視鏡学会が資格認定をおこなっています。

医師免許を持っていれば内視鏡を扱うことはできます。しかし、誰でもすぐに習得できる技術ではありませんので、通常は認定施設（病院）で研修を受けます。上部消化器の内視鏡に携わる医師は、日本消化器内視鏡学会の会員となり、認定医、専門医、指導医等の資格を取得していることがほとんどです。

残念ながら内視鏡手技のうまいヘタはある

日本消化器内視鏡学会や、日本内視鏡外科学会などの専門医の資格をもっていれば、基本的な技術を身につけていることは確かです。しかし、内視鏡検査や内視鏡手術のうまいへタは、残念ながらあります。一般的に症例（経験数）が多い医師ほど上手なようですが、残念ながらそれだけではわかりません。

実際に医師と話して、熱心で真面目な人柄の人を選ぶことが大事でしょう。

Q11 内視鏡手術は身体への影響が少ないといわれているけれど、一般的な手術とどれだけ負担が違いますか？

A 傷の有無、入院期間の違い、予後の回復の早さなどがまったく違います。

体に傷がつかず臓器の形も変わらない

内視鏡治療の一番の利点は、身体に傷（手術創）がつかないことです。

体表にも臓器などの中身にも傷がつきませんので、当然臓器もほぼそのままの形が残ります。そのため、臓器の働きになんらかの制限は加わりません。

開腹手術と比べてみましょう。たとえば食道がんの場合、標準手術では、頸部（首）、胸部、腹部の3か所に手術創が残り、食道は全部取り除くため、なくなります。入院期間は1カ月くらいになります。

内視鏡で食道がんを切除する場合、病変の場所や大きさにもよりますが、1～3時間くらいです。

ただし、6時間を超えたり、2日にわたる場合もないわけではありません。入院期間は約1週間ですので、これだけ比べても4分の1の負担、ということがいえます。

手術後の予後も、開腹手術では退院後すぐに会社に復帰するなど、通常の生活ができるまでには、さらに何週間かかかります。内視鏡治療のあとでは、退院後すぐに会社や学校に行くなど、通常の生活ができるようになることがほとんどです。

A Q12

内視鏡手術のがんの再発率は、どのくらい?

ESDの普及により、がんの取り残しはほぼなくなりました。

治療適用のがんであれば取り切れる

もともと内視鏡手術の対象となるがん（治療適応といいます）は、胃の外に転移がないものを対象にしますので、胃のがんの部分だけ切除すれば完全に治るはずです。

しかし、実際に内視鏡的に切除してみると、対象外のことがあります。このことを判断するのが、取った組織の細胞を顕微鏡で見る、病理組織学的検査です。

この検査で明らかに対象外とわかれば追加治療（再度の内視鏡的切除術や開腹手術、または抗がん剤、放射線治療など）をすすめます。

内視鏡治療が始まった当初は、ポリペクトミーとか内視鏡的粘膜切除（EMR）などの手段で小さい組織しか切除できませんでした。いくつかに分けて取ると（分割切除）組織検査が不確実になります。そのため、取りきれた、と思っても再発することがありました（がんの遺残《いざん》、約2パーセント）。そのため、治療後も定期的な内視鏡による観察が必要でした。

しかし最近では、内視鏡的粘膜下層剥離術（ESD）という手技の発達により、大きながんでもひと固まりで取ることができるようになり（一括切除）、遺残の問題はほとんどなくなりました。

だからといって定期的な内視鏡検査は不要となるわけではなく、がんができた人はできやすい体質と考えられ、他にがんがないか（異時性がん）観察が必要で、定期的な検査をおすすめしています。

Q13 胃ろう（PEG）を取りつけるのは簡単？　また、すぐにはずせるのですか？

A 取りつけるのも取りはずすのも簡単。取りはずしたあとの穴は自然にふさがります。

内視鏡を飲むことができれば誰でも造設、除去できる

胃ろうは「経皮的内視鏡的胃ろう造設術」といい、略してPEG（ペグ）とも呼ばれます。

胃ろうの役割は、自分の口から飲食しづらい人や、食べてもむせ込んで肺炎などを起こしやすい人に、直接胃に栄養を入れることです。また、他の栄養管理法に比べて、患者さんの苦痛が少ないだけでなく、介護者の負担が少ないというメリットがあります。

近年、介護者の負担が少ないことを逆手にとって、肺炎をおこす心配のある高齢者に、個々人の状況を見極めることなく胃ろうを造設する施設が問題になっていますが、適切に使えば、大変すぐれた栄養管理法です。

胃ろうは、内視鏡を飲むことができ、内側からふくらました胃がおなかの表面から触ってわかれば、どんな人にでもできます。造設時間は15分くらいで、方法は、局所麻酔後、内視鏡から空気を送りおなかをふくらませ、おなかの皮膚から胃のなかまで穴をあけ、チューブを入れます。

チューブ（胃ろう）を抜くと、胃の粘膜はすみやかに修復され、おなかの傷もほとんど目立たなくなります。そのため、除去したその日からでも、食事ができます。

胃ろうを造設しても、口から食事をとることができます。むしろ嚥下《えんか》・咀嚼《そしゃく》機能を維持するために、少しずつでも口から食べる訓練を続けると、胃ろうをはずせるようになります。

【写真提供】
オリンパス株式会社
富士フィルムメディカル株式会社
HOYA株式会社（ペンタックス）

【参考ホームページ】
日本消化器内視鏡学会　http://www.jges.net/
オリンパス　http://www.olympus.co.jp/
胃カメラを知っていますか！　http://ikamera.jp/

【参考文献】
『病気がみえる〈vol.1〉消化器』医療情報科学研究所・編　メディックメディア
『消化器疾患ビジュアルブック』落合慈之・小西敏郎・松橋信行・著　学習研究社
『技師＆ナースのための 消化器内視鏡ガイド―検査・治療・看護』田村君英・編　学習研究社
『消化器がんケアガイド』青木和恵・水主いずみ・編　学習研究社
『光る壁画』吉村昭・著　新潮文庫

もう痛《いた》くない 怖《こわ》くない 見逃《みのが》さない！

食道《しょくどう》・胃《い》・十二指腸《じゅうにしちょう》の病気《びょうき》は 内視鏡《ないしきょう》でラクに治《なお》す！

著者　松本政雄《まつもとまさお》

編集協力　石井悦子《いしいえつこ》
山崎《やまざき》ひろみ

ブックデザイン　河石真由美《かわいしまゆみ》（CHIP）

本文DTP　有限会社 CHIP

イラスト　井川泰年《いかわやすとし》

撮影　椋本 隆《むくもとたかし》

発行　**株式会社　二見書房**

〒101-8405
東京都千代田区三崎町 2-18-11 堀内三崎町ビル
電話　03(3515)2311［営業］
　　　03(3515)2313［編集］
振替　00170-4-2639

印刷　株式会社　堀内印刷所

製本　株式会社　村上製本所

ISBN978-4-576-13097-2
http://www.futami.co.jp